Pour Fanny,

une chanson que j'espère

rencontrer un jour...

confraternellement

Nicolas Bouvier

**Pourquoi j'ai mal au dos
et dans mon corps**

L'ÉQUILIBRE DU BASSIN
LA CLÉ

ÉDITIONS DU DAUPHIN
43-45 rue de la Tombe-Issoire
75014 PARIS
www.editionsdudauphin.com

AUTRE OUVRAGE DU MÊME AUTEUR
Vivre debout, 2005, J.-C. Lattès

Editorial : Anne-Elise Habauzit

ISBN : 978-2-7163-1492-3

Nicolas Bounine

Pourquoi j'ai mal au dos
et dans mon corps

L'ÉQUILIBRE DU BASSIN LA CLÉ

2e édition

DAUPHIN

SOMMAIRE

PARTIE II

LES APPLICATIONS DE LA MÉTHODE BOUNINE

PARTIE III

OSTÉOTHÉRAPIE ET HYGIÈNE DE VIE

ANNEXES

Préface

Je connais bien et depuis longtemps Nicolas Bounine. J'ai la chance qu'il s'occupe de mon corps, de mon assise et de ma mobilité. J'ai 93 ans, pas toutes mes dents et suis à demi aveugle mais j'y vois assez pour vivre seule dans mon septième étage parisien.

C'est grâce à ces mains extraordinaires que j'arrive à tenir debout et à me déplacer. Je ne crois pas au hasard mais plutôt à la nécessité et à la chance d'un hasard heureux que nous autres psy appelons *serendipity*. Mot qui nous vient d'un conte ancien où les trois princes de Sérendipe, ancien nom de l'île de Ceylan rencontraient toujours ce dont ils avaient besoin pour eux ou pour d'autres.

De par la chance d'un hasard heureux j'ai rencontré Nicolas Bounine il y a près de dix ans. Nous avons en commun le travail sur la mémoire mais si lui s'occupe de la mémoire traumatique du corps, moi je m'occupe de la transmission des traumatismes familiaux ou régionaux et de la meilleure manière de les gérer sous le terme que j'ai inventé de psychogénéalogie.

Je le remercie de me maintenir dans une certaine forme pour pouvoir continuer à être efficace dans ce travail malgré mes maux divers et ma mauvaise mobilité. Merci à vous Nicolas.

ANNE ANCELIN-SCHÜTZENBERGER
Boulogne le 14 juin 2012.

INTRODUCTION

Si 2012 semble avoir été une année de bouleversements à différents niveaux pour notre société, pour moi, elle a été véritablement une année tremplin ; je me suis lancé en effet dans l'enseignement de la méthode que j'ai mise au point sur trente années de consultations et à laquelle j'ai apposé mon nom : Méthode Bounine – L'équilibre retrouvé, le corps libéré.

En effet, cette méthode ayant fait ses preuves et à la demande de plusieurs confrères mais également sur les conseils d'amis médecins, je me suis aventuré dans le monde de la formation, du partage et de la transmission auprès de professionnels de santé : médecins, kinésithérapeutes, rhumatologues, étiopathes et ostéopathes.

En 1995, j'avais donné le nom de MPO à cette approche thérapeutique (Massage Postural Ostéo-aponévrotique). En 2005, je publiais *VIVRE DEBOUT* aux éditions JC Lattès, un premier livre qui en expliquait les concepts fondamentaux et témoignait de ses bienfaits.

En 2011, je déposais à l'INPI la marque Méthode Bounine Ostéothérapie.

Aujourd'hui, à travers ce second livre, je pose les bases de cette nouvelle dimension que je donne au MPO.

Osté-, ostéo-, ost- du grec *Osteon* qui signifie os.
Thérapie, du grec *therapeutikos,*
de *therapeueîn* qui signifie soigner.

L'ostéothérapie Méthode Bounine est une méthode de soin de l'os, une thérapie par l'os qui repose sur les principes fondamentaux de l'équilibre du bassin et de la mémoire de ces tissus osseux, vivants et élastiques. Dans un souci de prévention, cette méthode propose également d'adopter une nouvelle hygiène de vie au quotidien car la santé est plus que jamais, la responsabilité de chacun. Son enseignement a démarré en mai 2012.

Ce livre est le second volet d'un témoignage sur comment fonctionne le corps :

Pourquoi j'ai mal ? Qu'est ce qui fait mal ?

Jeune diplômé de l'école de Kinésithérapie, j'avais alors une vision purement mécanique du corps. Ces trois décennies de consultations, de rencontres, de recherches, ajoutées aux différentes formations[1] ont transformé cette vision et l'ont fait évoluer vers une nouvelle conscience de l'être. Une conscience, dont les dimensions physique, psychique, émotionnelle et spirituelle sont prises en compte comme partie intégrante de l'individu en souffrance.

1. *Formations : école de Kinésithérapie, 4 années d'ostéopathie, Méthode Mézières, Micro-kinésithérapie, kinésiologie.*

Je travaille auprès de sportifs et de musiciens de haut niveau mais aussi auprès des plus jeunes comme des plus âgés dès lors que l'être souffre dans son corps. Les traumatismes de la naissance comme ceux de l'enfance laissent de vraies traces qui handicapent les adultes comme ceux du 4e âge. Les libérer est une première étape, les rendre autonomes en est une finalité non moins précieuse. Quant à permettre de vivre les derniers instants de sa vie en paix, cela n'a pas de prix.

Aujourd'hui, je désire aller plus loin après avoir pris conscience que le corps n'est pas qu'un ensemble mécanique fait uniquement de chair et d'os mais qu'il est plus que cela. Il est un corps vibratoire, il est énergie. Oui, il est devenu pour moi, véritablement un temple et dans cette conscience, il est devenu indissociable de l'esprit.

Il m'a fallu trente ans pour accéder à cette vision et j'espère que les chapitres de ce livre suffiront à vous éclairer. J'ai choisi un angle un peu particulier pour ouvrir cette réflexion, un angle simple, celui de l'analogie du corps avec la matière en quatre points :

- le corps, un édifice (chap. 1)
- le corps, un véhicule (chap. 2)
- le corps, un ordinateur (chap. 3)
- le corps, un instrument (chap. 4).

Ces quatre métaphores me permettent en effet de reprendre les fondamentaux incontournables de l'anatomie et de la biomécanique mais en les situant dans des images de nos vies quotidiennes, elles deviennent une invitation à comprendre les processus qui génèrent les pathologies. Elles sont également une invitation à comprendre les récurrences de certains maux par les transmissions familiales, ou encore dues à des souffrances affectives et émotionnelles ; la liste n'étant pas exhaustive.

Cette compréhension permettra de mieux appréhender le principe de cette approche qui consiste à déprogrammer les tensions mémorisées dans l'os (à l'origine de la pathologie) pour permettre au corps de se replacer en équilibre dans l'espace et de récupérer ainsi sa géométrie initiale.

Il est utile de rappeler en effet que cette géométrie initiale est parfaite : forme originelle de la pyramide quand le corps est en position assise mais également forme originelle de l'hexagone quand le corps est en position verticale (debout).

Ce rééquilibrage de la structure osseuse, mémoire vivante de toutes nos émotions, est donc inséparable de cette géométrie parfaite proche du sacré. Après des milliers de consultations, j'ai pu réaliser de quelle manière, le corps sait ce qui est juste pour lui. Le corps a une mémoire de la forme mais il a aussi une connaissance de cette forme inscrite en lui de manière univoque. Pour ceux qui naissent avec un déséquilibre (la luxation de la hanche par exemple), le corps sait où aller pour se repositionner. Voilà pourquoi je dédie le chapitre 5 à cette conscience :

– L'ostéothérapie, une réponse à la question, pourquoi j'ai mal ?

Quant à la technique que j'ai mise au point, elle est simple et dans la 2e partie du livre nous en verrons les applications aux trois âges de la vie, l'enfance, l'adulte et le vieillard (chap. 6, 7, 8).

> Le MPO est une technique de massage par pression sur l'os des points d'attache des muscles, des aponévroses et

des ligaments. C'est une pression longue et ferme qui va permettre en effet une libération tissulaire du corps. Et c'est cette libération tissulaire qui va entrer en résonance avec les tensions que le vécu traumatique a imprimées, les stress et les souffrances de la vie enregistrés comme des virus sur le disque dur d'un ordinateur.

Les lecteurs de *Vivre Debout* savent déjà, combien les pathologies du sport de haut niveau sont au cœur de mon activité professionnelle et de ma quête permanente de profondeur et de vérité dans la compréhension et le respect de l'être humain. C'est pourquoi j'ai pris le parti de dédier un chapitre au monde du sport, qu'il soit amateur ou professionnel – L'ostéothérapie et le sport (chap. 9). En effet, c'est grâce à ce haut niveau et à ses exigences que j'ai affiné ma pratique manuelle. Je ne fais aucune manipulation, et cette approche me permet de traiter et de soulager nombre de pathologies, de l'orthopédie infantile, de la rhumatologie et de la gériatrie mais également certaines atteintes neurologiques et traumatiques.

Le bilan et le traitement tels que je les propose n'existent pas actuellement dans les cabinets de mes confrères kinésithérapeutes. La Kinésithérapie traite merveilleusement bien par le mouvement ou les différentes mobilisations, et créée véritablement un mieux-être. Elle est indispensable en orthopédie et en chirurgie, et de plus conseillée pour les problèmes rhumatismaux car elle traite le symptôme mais elle ne traite pas la cause du mal. Dans le cas d'une entorse de cheville, on n'enseigne pas aux kinés que cette périphérie peut dépendre du centre, du déséquilibre du bassin sur le plan osseux, et donc également d'une cause nerveuse liée au dysfonctionnement d'un nerf sciatique. La kinésithérapie n'est pas une thérapie dans la durée.

Quant à mes amis ostéopathes, ils traitent en effet les articulations, ils les mobilisent et redonnent la liberté articulaire en restaurant le MRP (mouvement respiratoire primaire du liquide céphalo-rachidien) mais ne libèrent pas la mémoire osseuse ancienne et n'actionnent pas cette libération tissulaire indispensable à une guérison pérenne.

Pour résumer, si le corps est comme une maison assise sur des piliers, l'orthopédie va se servir de ces dits piliers, l'ostéopathie, elle, va en traiter le plancher. Anatomiquement les hanches et le bassin sont deux parties distinctes, mais elles n'en sont pas moins liées dans les mouvements de la région lombo sacrée, et aussi dans ceux du corps.

C'est pourquoi, j'ai opté, avec un raisonnement similaire à un mode de correction différent, qui est tissulaire et non seulement articulaire.

Pour d'autres atteintes du corps, nous verrons qu'il peut être restrictif de s'appuyer sur la croissance, l'âge ou encore certaines observations radiologiques pour justifier la douleur.

C'est ce que cet ouvrage vous propose de découvrir : une enquête sur le corps avec un souci de rigueur, de bon sens et dans le respect et la connaissance de l'anatomie et de la bio-mécanique. Cette démonstration repose sur de nombreux exemples, et des témoignages qui constituent un premier bilan de l'ostéothérapie, que j'ai appelé la Méthode Bounine.

Comprenons-nous bien ! Je ne suis bien sûr pas le seul à vivre ce « soin de l'os », les chirurgiens du dur sont aussi des ostéothérapeutes et font un travail d'ostéothérapie quand ils opèrent l'os pour le remettre dans sa position la plus idéale possible dans l'espace afin qu'il cicatrise. Notre différence est au niveau de nos outils, je travaille sans scalpel. Je suis en fait un travailleur manuel des os travaillant sur la biomécanique. Mes mains sur l'os permettent au corps de récupérer une architecture osseuse idéale, un repositionnement dans l'espace aussi idéal qu'il l'était à la naissance dans au moins 98 % des cas.

Les mains sont tellement précieuses. Elles ont vocation de sentir, de caresser, d'apaiser, de soulager, de guérir et d'aimer. Elles deviennent les ambassadrices de l'âme quand, en amont, il y a véritablement une écoute de l'être.

PARTIE 1

LES FONDEMENTS DE LA MÉTHODE BOUNINE

CHAPITRE I

LE CORPS, UN ÉDIFICE

Dans notre société dite moderne, nous construisons nos maisons ou les édifices, en imposant des fondations solides. J'insiste sur ce mot car pour beaucoup d'entre nous, « solide » s'assimile à ce qui est lourd, pesant, massif, fixé voire rigide et inerte.

Or les anciens opéraient différemment, ils construisaient leurs édifices sur des bases souples et élastiques.

En effet au Moyen Âge, bon nombre d'édifices étaient bâtis au bord de l'eau ou sur des terres riches en sources souterraines. Les châteaux notamment l'étaient, pour des raisons de défense et de stratégie. Les douves qui entouraient presque systématiquement ce type de construction avaient certes une vocation défensive, mais en réalité elles participaient surtout à la solidité et à la pérennité des constructions.

En effet les fondations étaient faites de madriers souvent en chêne qui, pour se conserver, devaient bénéficier d'une certaine humidité. Cette humidité constante du sous-sol pétrifiait les piliers et en augmentait la solidité, tout en gardant une certaine élasticité, c'était l'acier de l'époque !

L'eau présente sous beaucoup d'édifices ou proche de ceux-ci, est encore aujourd'hui la garantie d'une solidité constante. C'est ce que nous voyons encore au château de Chambord, bâtisse de la Renaissance, édifiée sur un marais. Malgré son énorme masse, ses fondations conservent encore toute leur fonctionnalité. Pourquoi ? Parce que l'eau y est toujours présente.

Ce principe est d'autant plus vrai que dans certains cas où l'eau a manqué suite à des hérésies idéologiques mais aussi à des sécheresses environnementales, il a été constaté et prouvé que cette absence génère des effondrements voire des dislocations. Je citerai par exemple un pilier nord de l'Abbaye de Cerisy la Forêt (Manche), chef-d'œuvre datant du XIe siècle. M. Jean Pierre Jouve, architecte en chef des monuments historiques, a démontré que les hommes de ce temps avaient fait l'erreur de faire disparaître un Etang appelé l'étang des moines situé côté nord. C'est l'assèchement du sous-sol qui a provoqué l'effondrement du pilier correspondant ! Des travaux ruineux furent engagés. M. Jouve expliqua, malheureusement trop tard que non seulement cet étang fournissait du poisson pour les moines au quotidien, mais garantissait également la solidité et la pérennité des fondations de ce bâtiment.

Le même phénomène s'est produit en plusieurs endroits. Il fut décidé par exemple d'enlever l'eau des douves du château de Vincennes, le donjon commença alors à s'effondrer. Autre exemple : le pourtour de la cathédrale d'Amiens fut asphalté ne permettant plus à l'eau de pluie de s'écouler dans les fondations, cela a provoqué un début de fissuration du chœur de la cathédrale.

Le plus bel exemple que je peux citer est celui de Mexico. TENOCHTITLAN, capitale de MOCTEZUMA n'était qu'une cité lacustre quand les Espagnols de Cortès débarquèrent au XVIe siècle. Aujourd'hui, les seuls vestiges de cette présence de l'eau (plus présente encore qu'à Venise) se trouvent à XOCHIMILCO, au sud de la ville. Des canaux séparant une multitude de jardins flottants faits d'épais tapis végétaux posés sur l'eau, nous donnent l'idée, à l'échelle d'un dixième, de ce qu'était le Mexico d'antan. Toute cette eau permettait véritablement d'apporter à la ville l'élasticité nécessaire pour absorber les vibrations telluriques. Domingo Delaroière, jeune architecte mexicain, me rapportait récemment qu'environ 230 sources descendant des montagnes environnantes, irriguaient en ce temps-là cet immense plateau. Le Mexico moderne n'en bénéficie plus car ces sources ont été canalisées pour l'évacuation des eaux usées. La conséquence directe est que les 40 mètres de profondeur qui séparent la ville de l'ancien niveau du fond du lac n'ont plus la consistance d'antan. Trois couches se superposent (terre meuble/vide/roche originelle) qui ne permettent plus l'absorption des forces telluriques. Aujourd'hui, il est fortement question de réhabiliter ces sources en partie ou totalement… car on comprend enfin que si les édifices d'alors ont résisté malgré toutes les secousses sismiques, c'était bien grâce à cette présence de l'eau !

Le tremblement de terre de 1985 reste, lui, dans les mémoires ; les immenses buildings en effet n'ont pas résisté aux secousses du fait de cette absence d'eau.

Si j'ai abordé ce chapitre de cette manière, c'est pour mieux comprendre la perfection anatomique du corps humain.

Les anciens nous donnent la preuve qu'ils construisaient à l'image de l'homme. Les édifices reposaient sur des fondations qui mettaient en présence une grande quantité d'eau et des madriers (piliers) souvent en chêne ou systématiquement d'origine végétale.

Pourquoi comparer le corps humain à un édifice ?

Dans sa statique, qu'il soit assis ou debout, l'homme peut être comparé à un édifice. Assis ; ce sont nos ischions, extrémités inférieures de nos os iliaques, à la rencontre de deux piliers osseux, les branches iliopubiennes et ischiopubiennes, qui sont, eux, des madriers croisés.

Debout ; nos jambes sont comme deux piliers sur lesquels vient reposer le plancher pelvien. Ces piliers correspondent aux madriers des bâtisseurs.

Où est l'eau nécessaire aux bâtisseurs qui justifie cette comparaison ?

Comme nous l'avons tous appris dans nos manuels scolaires, le corps est constitué de 65 % d'eau ! La structure osseuse en détient elle-même 30 % ! C'est ce pourcentage qui permet l'élasticité de l'os, qui est donc le matériau premier de l'édifice humain.

Comment comparer les fondations de l'édifice et celles du corps ?

Pour le corps, c'est le bassin qui fait office de fondations. Je considère en effet que la position assise est la position de référence pour comprendre la démarche proposée. En effet dans cette position, l'homme est au repos, son poids est donc réparti de manière égale sur ses deux ischions. Cela veut dire que le plateau sacré encadré par les deux articulations sacro-iliaques et qui soutient la colonne vertébrale est horizontal, comme son nom l'indique. Il est donc nécessaire que les deux articulations sacro iliaques soient au même niveau. C'est en effet la position assise idéale dans l'équilibre, qui permet à l'homme de récupérer de ce qu'il fait vivre à son corps.

• ***Des fondations à l'armature***

L'armature osseuse de notre corps ne peut s'organiser dans l'espace que si le bassin est en position horizontale donc en équilibre.

Prenons l'exemple d'un chapiteau (un édifice d'une autre nature). Il est aisé de comprendre que le mât central (notre colonne vertébrale) ne peut être dressé que sur un sol plan. Si ce dernier était penché, on ne voit pas comment le chapiteau pourrait tenir debout et en équilibre !

Prenons maintenant, comme autre exemple, l'image d'une tente de réception. Si on observe son architecture, on y voit en général, une tubulure en métal, armature faite de mâts verticaux, de barres transversales et obliques, sur lesquelles sont posées des toiles. Si le sol n'est pas parfaitement plat ou la tubulure non adaptée à celui-ci, les toiles ne peuvent être correctement tendues. C'est donc l'armature qui prime pour donner à la toile une forme idéale.

De la tente au corps, l'analogie est possible car dans la pratique en effet, le corps de l'homme en position assise peut être comparé à une simple tente. Nous allons retrouver ces deux notions complémentaires de l'horizontalité et de la verticalité. Si nous avons un bassin en équilibre, donc un plancher pelvien horizontal, nos muscles et nos ligaments s'adapteront comme une construction parfaite et dans la meilleure tension possible.

> À chaque première séance d'un nouveau patient, je fais un bilan. Dans 99,9 % des cas, la pierre d'achoppement est un bassin en déséquilibre ! Il ne faut donc pas s'étonner de ces fameuses douleurs de dos, mal du siècle par excellence ! Elles sont générées, entre autres, par les muscles et les ligaments qui souffrent de ces désordres de la structure osseuse dans l'espace.

Nous y reviendrons dans les chapitres suivants mais à ce stade de ma démonstration, vous comprenez que, fondamentalement, c'est l'armature qui conditionne la tension des toiles et non l'inverse et qu'en aucun cas, ce pourrait être les toiles qui redresseraient une armature « en souffrance ».

● ***Nos jambes, ces piliers…***

Si la position assise est ma référence d'analyse et de soin des fondations du corps humain, la position debout est la référence d'observation du corps sur ses jambes en début de séance, et de validation des corrections en fin de séance.

En position statique debout, le bassin est au centre du corps, les jambes devenant les piliers de l'édifice. Si dans cette posture, le bassin ne présente pas d'horizontalité, cela pourrait signifier qu'une jambe est plus courte que l'autre, des piliers de hauteur différente ? C'est ce que pensent bon nombre de thérapeutes. Pour ma part, à moins d'une perte de substance osseuse (dans le cas de maladie ou d'accident…), chaque individu naît avec deux jambes de même longueur. Merci à Léonard de Vinci, grand savant et artiste, homme à la connaissance avérée, d'avoir placé l'être humain dans un cercle et dans un carré, la perfection !

Si l'homme avait été créé bancal… pourquoi les velib's n'auraient-ils pas de pédales télescopiques ?

En guise de réponse, je préfère vous conter trois cas, liés à trois sportifs de haut niveau et de disciplines différentes. Ces trois personnes ont en commun un désordre de leur bassin dans l'édifice corporel.

Le premier, Jean Michel, est cavalier de première catégorie (nationale) aux concours de sauts d'obstacles (CSO) mais également au niveau international. Lors de son premier rendez-vous, il me déclare tout de go être en possession d'une tare irrémédiable présente depuis 31 ans : il a une jambe plus courte que l'autre ! C'est le médecin de famille qui l'avait affirmé à ses parents peu après la naissance. Convaincu presque « *à l'insu de son plein gré* », il s'était plus ou moins adapté à cette situation en raccourcissant une des étrivières (sangle qui tient l'étrier) et sa soi-disant jambe plus courte avait fini par s'atrophier ! Cavalier professionnel, il élève des chevaux avec son père. Je le soigne une première fois et travaille activement à un rééquilibrage de son bassin conformément à ma conviction que ce dernier était en cause dans son problème. Il présentait en effet une bascule de deux centimètres à droite (l'articulation sacro-iliaque droite était plus basse de deux cm). La séance suivante, il me raconte qu'avant que je ne le soigne, les chevaux qu'il montait, avaient la singularité de partir tous vers la droite ! Après cette première séance, il se rendit compte que ses chevaux allaient droit !

D'ailleurs avec son meilleur cheval, *Fidelio du Donjon* qui était devenu bancal à cause de ce déséquilibre passé, il gagna en août 2007, le Grand Prix du concours international de Dublin, le couple avait retrouvé son équilibre !

Le deuxième exemple, est celui d'Arnaud Tournant. Arnaud était cycliste sur piste de haut niveau et a fini une brillante carrière à Pékin avec une médaille d'argent dans l'épreuve de poursuite par équipe. Le vélo d'un professionnel du cyclisme c'est comme une formule 1. Il ne possède pas de pédale télescopique et je n'ai jamais entendu qu'un quelconque sportif de ce sport ait eu deux pédales de longueurs différentes. Mais il est possible que cela existe, la fracture d'une jambe justifierait de le faire. En mars 2003, quand Arnaud se présente à mon cabinet, il a une hernie discale depuis six mois. Non seulement elle l'avait obligé à arrêter son sport mais elle provoquait une sciatique permanente dans sa jambe gauche. Son bassin, basculé d'un centimètre et demi, coté gauche, lui faisait une jambe faussement courte. Après quatre séances de février à juin 2003 et de soins périodiques en parallèle à l'INSEP, il renoua avec le succès, deux médailles d'argent et de bronze aux championnats du monde en Allemagne.

Il accumulera en tout quinze médailles olympiques et mondiales jusqu'aux Jeux de Pékin.

Quelques jours avant les championnats du monde à Majorque en 2007, il tomba de vélo à 70 km/h à l'entraînement (défaut de la selle). Grâce au MPO, son bassin absorba et amortit la chute sans rester dans une quelconque tension. Son élasticité lui permit de revenir à l'équilibre, ce qui fut constaté dès le lendemain. Malgré une fêlure au sternum, Arnaud en champion qu'il est, sera bien présent pendant ces championnats et repartira avec une médaille. Enfin, durant les six années où j'ai eu le plaisir de le suivre (2003-2009), sportivement ainsi qu'humainement, il m'a toujours témoigné sa reconnaissance de pouvoir vivre une complète fusion avec sa machine et les meilleures sensations d'assise possibles.

Enfin le troisième exemple, celui de Markus Fuchs qui en 2004, était cavalier international et membre de l'équipe Suisse. En octobre de cette même année, il vient me voir la veille du concours international de Jardy sur les conseils d'Eric Navet, grand cavalier français et ami. Il présente une hernie discale avec une sciatique gauche (après bilan, du côté de sa jambe faussement plus courte) et une bascule du bassin de deux centimètres (dénivelé entre les deux articulations sacro-iliaques). Il était prévu alors de l'opérer, à Zurich quinze jours après. Je l'ai donc soigné, une vraie séance de rééquilibrage et de massage de sa jambe gauche. Non seulement il a bien vécu les trois jours de concours mais il en est sorti vainqueur. Le lundi suivant, il n'avait plus mal et son bassin avait tenu. Depuis, Markus est revenu régulièrement et a figuré souvent dans le « top 10 » mondial en CSO. L'intervention chirurgicale prévue n'aura jamais eu lieu.

En janvier 2009, un problème identique apparaît mais du côté droit cette fois. Il attend trois mois pour venir au cabinet et réaliser que son bassin avait bien sûr rebougé, mais de l'autre côté… Après trois séances, il repartira de plus belle et l'équilibre de son bassin sera consolidé.

En fait, que ce soit un cycliste sur une machine en fibres de carbone ou un cavalier sur un cheval, il faut comprendre qu'il y a une vraie pression physique sur le bassin. Cette pression correspond à la rencontre de la masse corporelle de l'individu avec les contraintes du sol à laquelle s'ajoutent les vibrations provoquées par le vélo ou le cheval.

Ces trois cas témoignent de ce qu'il est possible par une résolution simple, de traiter une pathologie, quelle que soit sa gravité.

Imaginons que la vertèbre soit le matériau de construction ; la brique dans un édifice. Imaginons également que le disque intervertébral soit le ciment qui lie deux vertèbres entre elles. Si dans un édifice, le ciment s'effrite, c'est le cas des hernies discales ou des pincements partiel et global pour le corps humain, c'est donc essentiellement dû à la perte de stabilité des fondations. Dans le corps humain, ces fondations correspondent au bassin c'est-à-dire l'espace concernant le plancher pelvien et la base sacrée. Par nos soins de rééquilibrage du bassin, permettons à toutes les 5es lombaires de nos patients de se retrouver au centre de leurs fondations, tel qu'Arnaud Tournant et Markus Fuchs ont pu le vivre comme nous venons de le voir.

Avant de conclure ce chapitre, il me vient à l'idée une autre image pour comprendre vraiment cette notion du corps-édifice. C'est l'idée même de comparer le corps à un bâtiment d'un autre genre ; celui qui, sur toutes les mers du globe, a vogué tout au long du XVIIIe siècle : le navire de guerre. Ces immenses voiliers, souvent de magnifiques trois mâts, comptaient dans leur architecture des éléments incontournables tels ponts, baumes, mâts, voiles, cordages, haubans, vigie, château à l'arrière, etc. autant d'éléments qui en faisaient un véritable immeuble flottant. La comparaison est parlante quand on considère l'angle à la poupe du navire.

Sa coque correspondrait à notre bassin avec, à sa partie supérieure, un pont qui, pour notre corps, correspondrait au plateau sacré et aux crêtes iliaques. Son mât serait notre colonne vertébrale et ses cordages et haubans, nos muscles, nos aponévroses et nos tendons. Si on poursuit cette idée, la grande baume (première barre horizontale) équivaudrait à nos dernières cotes, la barre de flèche à notre ligne d'épaules et la vigie à la 2e cervicale avec au dessus la 1re cervicale et la tête. Quant au château situé à l'arrière du bateau (espace dédié au capitaine), je l'assimilerai au sacrum et je terminerai cette image comparative en considérant que le safran ou encore le gouvernail correspondrait au coccyx. Autant dire que l'homme construit bel et bien à son image…

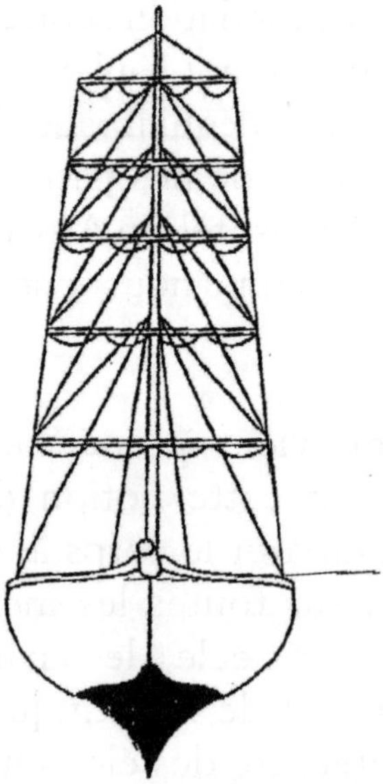

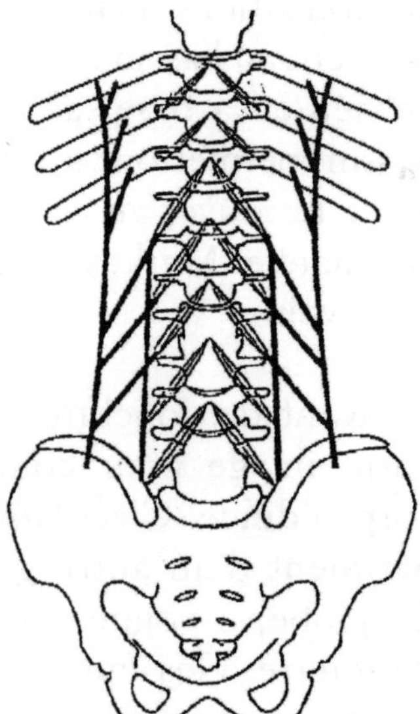

Que nous dit ce croquis ?

Quand nous voyons ce bâtiment au port, sans voilure, il dégage une impression de stabilité et de sérénité. Il est dans son havre. Peut-on même imaginer qu'avant de rentrer au port, il a essuyé des tempêtes, affronté des déferlantes, et a été balloté par la houle ?

Il en va de même pour l'être humain. Si son corps est en équilibre, il peut affronter les stress du quotidien, les épreuves de la vie, les tensions et les traumatismes du sport et malgré tout, rentrer chez lui, à bon port... et se sentir aussi serein que l'impression de sérénité donnée par cette image du voilier à quai.

En vent arrière, notre navire vit une allure parfaite ; les voiles, haubans et tissus en tout genre sont en harmonie grâce à la perfection de l'équilibre entre la verticalité du mât et l'horizontalité du pont.

Quand nous, humains, avançons en marchant ou en courant droit devant nous, si notre bassin est en équilibre par rapport à notre colonne vertébrale, nous vivons cette même harmonie. Quand nous nous retrouverons au port, donc au repos, que nous soyons assis ou debout, notre corps pourra récupérer des efforts précédents.

Inversement, si déséquilibre il y a, ce même effort de marche ou de course laissera des séquelles qui feront qu'au dit repos, le corps ne pourra pas les éliminer et continuera d'accumuler une dette.

Il ne pourra donc pas récupérer et dans de nombreuses situations, ajoutera même des souffrances supplémentaires comme celles des courbatures, contractures, tendinites etc.

Le corps, un édifice… Ces images évoquées vous aideront, à mieux comprendre cette perfection qu'est notre corps et l'importance de respecter son équilibre, donc ses fondations.

Comprenez que je puisse crier parfois à l'hérésie, quand certains patients souffrant des pathologies, telles celles citées précédemment, se voient conseiller un renforcement musculaire ou encore un verrouillage pour soi-disant éviter tout mouvement douloureux !

Pourquoi pas, si les corps ne devaient rester que statiques et figés ! Heureusement nos édifices humains sont également des véhicules que nous faisons bouger et vibrer dans notre vécu quotidien.

CHAPITRE 2

LE CORPS, UN VÉHICULE

Le corps, édifice, oui mais comme il se déplace, je suis également tenté de prendre l'image du véhicule pour aller plus loin dans cette compréhension de notre *machine,* bien plus parfaite encore que nos plus somptueux modèles automobiles ou autres types de véhicule.

En effet quand on évoque le mot véhicule, l'image qui vient à l'esprit, est celle de notre voiture. Utilitaire pour certains, elle est, pour beaucoup d'individus, l'objet de toutes leurs attentions, ambitions, voire passions jusqu'à en devenir même presque, un substitut de leurs propres représentation ou identification.

Si bon nombre de bipèdes prenaient autant soin de leur corps qu'ils ne le font de leur voiture, le trou de la sécurité sociale en serait moins abyssal !

Sans compter que notre société a placé la barre très haut puisque l'industrie automobile est un des fleurons de notre économie. Les publicités hautes en couleurs ajoutées à un marketing, aussi direct que subliminal parfois, alimentent en permanence l'inconscient collectif, au point que le petit d'homme se dirige tout naturellement vers les copies miniatures de ces véhicules.

Cette imbrication est telle, que même notre sémantique en a subi l'imprégnation ! Combien d'expressions françaises ne sont-elles pas empruntées à ce monde mécanique automobile pour qualifier ou définir les femmes de notre civilisation dite moderne : « quel beau châssis ! », « vise-moi ces airs bag ! », « Elle est bien carrossée ! » ou encore... « Elle a des kilomètres au compteur... » !

« Être à plat ou manquer d'accus », n'est ce pas signifier un manque de tonus ? Certains se voient même affublés d'un *pneu* en lieu et place d'une ceinture abdominale (voire abominable).

Ne croyez pas que je m'écarte du sujet. Cette diversion sémantique était un petit clin d'œil humoristique pour mieux réaliser ce parallèle possible entre le corps et l'automobile. Ces images nous permettent en effet d'appréhender cette complexité du corps humain qui, en réalité, est parfois plus simple que la complexité de la mécanique d'une voiture.

Alors revenons à des ponts de nature plus matérielle. Outre le châssis et la carrosserie, l'automobile est constituée de pneumatiques, d'amortisseurs, de suspensions, et, entre toutes ces pièces faites d'alliages métalliques, de composants intermédiaires, comme les « *silent block* » en plastique ou en caoutchouc. Ces derniers ont un rôle d'absorption qui permet de diminuer les contraintes, les vibrations et les frottements subis par le véhicule.

Les autos, par le passé, avaient des châssis rigides; des barres d'acier les traversaient dans leur longueur et il n'y avait pas de torsions possibles entre l'avant et l'arrière. Les chocs étaient rudes et les corps des passagers vivaient les impacts en direct.

Aujourd'hui les carrosseries absorbent beaucoup mieux ces chocs. Elles se rétractent sur elles-mêmes et comme me l'expliquait un technicien, les différentes couches qui les composent, vont en réalité se superposer pendant l'accident et permettre de mieux protéger les individus présents dans l'habitacle. À cela s'ajoutent les aménagements et les modifications que l'on développe sans cesse. En effet, les exigences de la compétition et son cahier des charges obligent à des réglages très pointus. Leur valeur ajoutée optimise les recherches de sécurité pour les véhicules grand public.

Nous voilà au cœur de la comparaison entre l'automobile et le corps humain. Comparons en effet certaines pièces de la voiture à certains éléments de notre anatomie.

Nos voûtes plantaires pourraient être l'équivalent des suspensions, et nos chaussures celui des pneumatiques. L'avantage avec nos tissus jusqu'à l'os, c'est que l'élasticité est présente partout et que tous concourent à amortir et absorber les contraintes vécues par le corps.

Les amortisseurs, par exemple, pourraient être comparés à nos articulations sacro iliaques associées à celles des hanches, des genoux, des chevilles et des espaces intervertébraux. De surcroît, entre ces pièces osseuses existerait l'équivalent des «*silent block*» de l'automobile, c'est-à-dire les cartilages et les fibro-cartilages comme les disques intervertébraux, les ménisques et les bourrelets.

Une voiture, pour qu'elle roule en toute sécurité, doit avoir ses quatre pneus gonflés avec la bonne pression, ainsi que ses amortisseurs en état. Cette exigence mécanique est le résultat de l'étape technique de l'équilibrage et du parallélisme. Le bipède lui, n'a certes pas quatre appuis à gérer mais bien deux qui exigent la même perfection pour assurer son confort. Il a les mêmes exigences au niveau de son équilibrage et de son parallélisme.

Le bassin, équivalent dans ma démonstration au châssis, et les membres inférieurs aux roues, devra avoir ses deux articulations sacro iliaques équilibrées et parallèles. Si les *silent block* sont les pièces indispensables pour absorber les frottements, les pressions et les vibrations du véhicule, les cartilages et les fibro cartilages présentent les mêmes fonctions pour la structure osseuse. C'est pour moi un point capital.

N'oublions pas également le rôle de l'os qui, par sa capacité élastique, (30 % d'eau) aura lui aussi un rôle déterminant en tant que structure, au même titre que la carrosserie automobile, pour absorber et amortir les contraintes et chocs vécus par le corps.

Tout ce que nous venons d'aborder me permettra d'aborder les cas et les pathologies relatives à ces problèmes de *châssis* dans les chapitres 6 et 7.

> Quatre d'entre elles : la luxation congénitale de hanche, le rhume de hanche, la scoliose et la hernie discale, correspondent à des périodes clés de la vie : celle du nourrisson, celle de l'adolescent et celle de l'adulte. Leur dénominateur commun, nous le verrons, c'est la bascule du bassin.

Pour conclure ce chapitre, une autre image de véhicule ; celle de la montgolfière me vient à l'esprit pour intégrer différemment cette notion d'équilibre. Quand vous en apercevez une dans le ciel, vous êtes en droit de vous poser cette question : est-ce le ballon ou la nacelle qui conditionne la tension des filins ?

Pour ma part, seule la nacelle, dans son horizontalité peut permettre au ballon de s'élever à la verticale. Si la nacelle est inclinée, le ballon ne peut pas corriger son déséquilibre.

Dans cet exemple, j'assimile le bassin à la nacelle, et le crâne au ballon. Donc nous qui sommes bipèdes, terriens, nos tensions pourraient-elles dépendre uniquement du crâne et des deux premières cervicales ?

Si nous repartons dans notre marche, dans notre course du quotidien en ayant juste été corrigé au niveau du haut du corps, nous repartons comme une nacelle penchée.

CHAPITRE 3

LE CORPS, UN ORDINATEUR

L'analogie entre le corps et cet objet universel qu'est devenu l'ordinateur me semble juste, pour aider à cette compréhension toujours plus subtile du corps. À travers cette métaphore, je mets le focus sur trois aspects :
- la mémoire
- les bugs ou le mauvais programme
- l'intelligence ou le bon programme

A. La mémoire de l'ordinateur

La mémoire de l'ordinateur, c'est le disque dur ! Tout y est enregistré ! Les logiciels, les fichiers, les documents, les programmes files et… les virus !

Pour moi, aujourd'hui le disque dur du corps, c'est l'os ! Il emmagasine en effet tous les impacts de l'existence : les chocs, les chutes, les accidents mais également toutes les vibrations et micro-vibrations générées par le quotidien de la vie : la marche, le vélo, la voiture, le train, le métro, et j'en passe…

Tous ces impacts qui s'enregistrent sur notre structure osseuse finissent par générer des déséquilibres et par «*bugger*» le bon programme, celui de l'équilibre !

Mais ces impacts tangibles ne sont pas les seuls à être mémorisés. Il faut leur ajouter les impacts que certains qualifieraient de virtuels, mais qui pour moi sont aussi importants que les précédents, à savoir ceux de nos émotions. Nos vies ; affective, sentimentale, intérieure, professionnelle ou encore sportive sont, elles aussi, vecteurs de bugs.

Les peurs, les angoisses, les stress, les humiliations, les trahisons, les culpabilités, l'insécurité, les doutes, sont autant d'éléments qui participent à l'installation de mauvais programmes, et qui sont véritablement enkystés dans la mémoire de notre corps. Quand on souffre du dos, ne dit-on pas entre autres : «j'en ai plein le dos» !

Mais plein le dos de quoi ?

Oui, interrogeons-nous quand les indicateurs de notre corps clignotent ! Rien n'arrive jamais par hasard.

Les charges émotionnelles négatives qu'on porte ou qu'on traîne comme des boulets, nous plombent la vie et se traduisent souvent par des symptômes très signifiants.

Cette mémoire du corps qui est liée à ce que nous vivons dans le présent est également alimentée par notre passé, mais aussi par nos héritages familiaux. Et sur ce point, je ne résiste pas au plaisir de citer ma «*jeune*» amie Anne Ancelin-Schützenberger que je remercie d'avoir préfacé ce livre. Psychologue française, psychothérapeute de renom international et fondatrice de la psycho-généalogie, professeur émérite à l'université de Nicef Sophia Antipolis, où elle a dirigé pendant une vingtaine d'années le laboratoire de psychologie sociale et clinique ; cette grande dame a publié plusieurs ouvrages qui sont devenus des références quand ils ne sont pas de véritables best-sellers. *Aïe, mes aïeux !* et en 2007 *Psycho généalogie : Guérir les blessures familiales, et se retrouver soi* (Paris, Payot) en sont un florilège.

Ses travaux ont permis à un grand nombre de thérapeutes d'intégrer dans leur pratique cet aspect générationnel dans l'histoire des individus, afin de les aider dans leur chemin intérieur.

Les particularités d'Anne Ancelin-Schutzenberger tiennent à l'attention forte qu'elle accorde au contexte de l'individu : les phénomènes et situations sont saisis dans leur système, dans leur contexte familial, historique, économique, culturel, national et psycho-historique.

La richesse de son approche tient à la variété de ses éclairages : psychologie, psychanalyse, psychologie sociale, anthropologie culturelle, thérapie familiale et communication non verbale (langage du corps et utilisation de l'espace « corps, espace, temps »).

C'est ce langage du corps qui nous passionne. Au-delà de l'amitié qui nous lie et du respect mutuel de nos approches thérapeutiques, j'avoue d'ailleurs une fierté presque enfantine à participer à la « bonne forme » de son temple qui traverse les décennies. En effet, c'est toujours du haut de ses 93 printemps et des sommets alpins chers à son cœur, que Madame Ancelin m'éclaire dans la découverte de ce champ existentiel de l'âme.

Elle met en relation les états d'âme de ses patients avec les problèmes personnels liés à leur vie propre ; elle m'a aidé à mettre ces états d'âmes en relation avec les problèmes du corps dans sa structure osseuse. Tout est lié ou *re-lié*. On ne peut pas segmenter le corps et l'esprit ni le corps et l'âme même si on est libre de le faire bien sûr, ou libre de le penser. Ce que je constate chaque jour, c'est que la conscience de ce lien corps-esprit participe à des compréhensions et des prises de conscience qui elles, participent aux processus de guérison ou, pour le moins, aux processus qui apportent des améliorations tangibles ou des soulagements avérés.

«Les derniers résultats de l'observatoire clinique et de la recherche... démontrent que les images de traumatismes du passé tant personnels que familiaux, peuvent être transmises de génération en génération... par exemple à travers les cauchemars mais aussi par le biais d'accidents survenus à des dates spécifiques et significatives»... « Ces mal-être peuvent continuer à passer de génération en génération... » (AAS. Psycho-généalogie, éd. Payot 2007)

L'inconscient peut être personnel, familial ou collectif. Madame Ancelin, m'autorise à vous raconter une histoire étonnante à ce sujet. Lors d'une conférence en Allemagne dans la fin des années 80, à Heidelberg, elle proposa devant 800 personnes une séance de son travail de psycho-généalogie.

Elle demanda si quelqu'un voulait servir de sujet. Une femme proche de la quarantaine se leva et lui expliqua qu'elle désirait comprendre son incapacité à avoir des enfants. Elle ajouta que ni son mari ni elle-même ne présentaient de troubles physiologiques pouvant entraîner une stérilité même partielle. Sur l'histoire de sa vie et de sa famille, un fil ténu, un lien sembla prendre forme dans l'esprit de notre célèbre *Miss Marple* de la psycho généalogie. En effet tous les ancêtres de cette femme d'origine prussienne, de son père aux plus lointains ancêtres étaient de tradition militaire et ce depuis les croisades.

L'inspiration de Madame Ancelin, très proche du récit d'Amin Maalouf '*Les croisades vues par les Arabes* '(1985), fut de dire ceci : «*Vous savez Madame, les croisés tenaient les enfants par les pieds et leur fracassaient la tête contre les murs*». En entendant cela, la patiente s'écroula de douleur en se tenant le ventre. Au bout d'un long silence figé de l'assistance entrecoupé des sanglots de la jeune femme, elle finit par s'apaiser. Mme Ancelin, lui demanda alors ce qu'elle désirait. Elle répondit : « *Que l'on me chante une berceuse en arabe* ».

À Heidelberg, une demande si étonnante, eut pu paraître utopique mais une femme dans l'assistance se leva. Elle se dît yéménite et sage femme. Après qu'elle ait eu chanté seule puis avec la patiente puis avec toute l'assemblée cette berceuse, la séance s'arrêta là. Dix mois plus tard Mme Ancelin reçut un faire-part de naissance...

Mémoire collective, inconscient collectif, familial ou personnel, voici ce qui peut expliquer cette soudaine libération liée au pardon et relative à un passé très lourd.

À ma question sur cette idée subite qui était venue à Mme Ancelin de faire référence à Amin Maalouf, elle me parla de flair clinique parfois en relation avec des sensations liées à un vécu propre personnel ou professionnel lors de consultations.

Dans cet esprit, l'exemple que je cite à présent est assez éclairant. Il m'a été rapporté par une amie étiopathe. Une de ses patientes, mère de famille, lui demande si par sa pratique, elle pourrait soulager son fils asthmatique. Acceptant de s'en occuper, elle s'attendait à voir apparaître un enfant plutôt chétif, effacé et souffreteux. Or celui qui est arrivé dans son cabinet était un enfant plutôt jovial, « bien dans ses baskets » et dynamique. Une photo à l'opposé de ce à quoi pareille affectation vous habitue. Une fois le contact avec l'enfant établi, son intuition lui fit poser la question suivante à sa mère : « *Y a-t-il eu un de vos parents gazé lors d'un événement ou conflit passé ?* ».

La mère, d'abord surprise par la question, reprend ses esprits et en effet se rappelle que le grand-père paternel du jeune patient avait été gazé lors de la Deuxième Guerre mondiale ! À la fin de la consultation, mon amie a invité l'enfant à avoir une discussion avec son père sur ces événements tragiques. Rendez-vous fut pris et j'ai su qu'à la suite de cet échange, il n'a plus jamais fait de crise d'asthme !

Ceci pour comprendre jusqu'où le corps peut inscrire en lui une mémoire émotionnelle liée à des souffrances transgénérationnelles.

Quant à la mémoire associée à la souffrance physique, le cas de Grégoire me paraît opportun. En effet, c'est un adulte d'une quarantaine d'années suivi depuis quatre ans à raison d'une à deux séances par an. En juillet 2010, il revint me voir car il souffrait du bas de son dos, la région lombo-sacrée. Je le traite au niveau des épineuses des vertèbres du sacrum, il ressent alors une douleur plus intense que jamais sur ces points qui avaient pourtant déjà été travaillés. En fait, ce qui se passait concomitamment à la pression de mes doigts, était qu'il revivait en conscience comme dans un film, l'accident terrible qu'il avait vécu à l'âge de 12 ans. Il avait été percuté par l'avant d'une voiture. Les points d'impact étaient précisément ceux que j'étais en train de traiter ! Non seulement il n'avait pas vu venir le choc mais en plus il s'était retrouvé projeté 10 mètres plus loin ! Autant de chocs inscrits et enfouis profondément en lui pour lesquels il était donc nécessaire de prendre le temps de remonter le temps !

Ces premiers exemples liés aux mémoires émotionnelles, transgénérationnelles, ou encore physiques sont éclairants ,mais que dire de ce qui s'inscrit dans l'inconscient de la personne à qui on envoie en guise de pronostics ou de projections aléatoires, des sentences du style : « vous avez une jambe plus courte que l'autre ! », « vous avez des vertèbres de 70 ans » quand la personne en a 40, « attention le fauteuil roulant vous guette »... ? Que dire de l'impact et des dégâts collatéraux de ces inepties que j'ai entendues de la bouche de plusieurs patients lors de leur première consultation !

Au nom de quelle science ou de quel savoir peut-on se permettre ce type d'intrusions dévastatrices ? Il y a en effet des pensées qui, associées à des paroles, occasionnent de vrais *bugs* déstabilisants pour ne pas dire effectivement dévastateurs !

Et oui, le Verbe est créateur ou comme l'affirmait Einstein : « Tout ce que tu penses, tu le crées ! ». Imaginez alors lorsque c'est énoncé !

J'ajoute, sur ce sujet passionnant, quelques mots sur l'ADN, notre mémoire cellulaire. Rendons grâce pour toutes les avancées scientifiques sur l'ADN, elles sont réellement significatives. Cette mémoire cellulaire, disque dur de nos atomes, qui est au cœur de la médecine intégrative et de la physique quantique par exemple, nous ouvre des champs de compréhension et d'investigation précieux pour toujours mieux comprendre cette perfection si subtile de l'être humain, et toutes ses interactions…

B. Les bugs ou le mauvais programme : le déséquilibre

Nous dépensons beaucoup de temps et d'argent pour protéger notre ordinateur des milliers de virus et spams en tous genres. Les anti-virus rivalisent avec les anti-spams ou autres logiciels sophistiqués, et c'est bel et bien devenu une surenchère, l'enjeu étant stratégique ! Aujourd'hui il n'y a rien de moins agaçant ou de plus pénalisant qu'un ordinateur « *qui plante* », n'est ce pas ?

Il en va de même pour le corps ! Et pourtant, on le respecte moins que son ordinateur !

En effet, et vous ne me contredirez pas, quand ce dernier a un virus, on s'en occupe instantanément, tellement on a l'impression que la vie va s'arrêter si on en est privé !

Le corps, qui lui, est bien plus précieux, va se voir infliger de vivre des séquences d'attente de soins bien plus longues. Pour bon nombre d'individus, il faut bien souvent atteindre une sorte de limite incontournable souvent liée à une douleur aiguë voire déjà chronique pour commencer à se soucier de son état et envisager d'entreprendre une démarche médicale !

Quant à avoir la conscience que ces douleurs peuvent aussi être une invitation à déprogrammer un virus qui serait à l'origine du symptôme et des douleurs qui l'accompagnent, il y a parfois un long chemin à parcourir…

À ce stade de la réflexion, restons néanmoins pragmatiques et revenons à notre réalité corporelle. Les souffrances du corps se lisent sur trois niveaux : le muscle, l'attache et l'os et sont pratiquement toujours reliées à un déséquilibre que j'appelle le mauvais programme !

L'arthrose par exemple, même si elle résulte parfois d'un terrain familial, est individuellement la preuve ou simplement la manifestation d'un désordre dans le corps. Pour pouvoir diminuer, voire éliminer les douleurs provoquées par ce désordre, il faut réinitialiser le bon programme. Et pour se faire, il faut en préambule, éliminer le mauvais, celui du déséquilibre !

> Pour info ou mémo, je rappelle qu'il y a deux zones d'équilibre dans le corps et ceci pour tout individu :
>
> 1. le bassin avec la ligne horizontale joignant les deux articulations coxo-fémorales.

2. la mâchoire dont l'occlusion, de plus en plus recherchée de nos jours, est permise grâce aux deux articulations temporo-mandibulaires fonctionnant en phase sur un équilibre du maxillaire inférieur.

L'équilibre de la mâchoire concerne les dentistes bien sûr mais depuis quelques années, je collabore étroitement avec certains d'entre eux, pour qui l'occlusodontie ou gnathologie est stratégique et nous obtenons des résultats remarquables pour certains cas difficiles, essentiellement des cas où les maux sont récidivants ou récurrents sur des longues périodes de vie.

Depuis plus de vingt ans, j'observe et traite systématiquement les bassins de mes patients jeunes et moins jeunes. J'ai pu constater que tous les enfants souffrants que j'ai examinés, présentaient déjà un déséquilibre du bassin.

S'il est vrai que peu d'entre nous connaissent le déséquilibre à la naissance, il paraît acquis que nous sommes tous déséquilibrés à dix-huit ans. Dix-huit ans de vie avec un ordinateur performant, sans panne, est-ce concevable ? Non, à l'évidence !

Alors, quand on sait tout ce que le corps a enregistré durant toutes ces années, c'est également impensable qu'il puisse rester en équilibre !

La mémoire du corps ; où s'inscrit-elle dans nos tissus ?

La rencontre de l'os et du muscle, ce fameux piton d'ancrage a emmagasiné une énergie, « *une énergie gardée* » comme disent les chinois. La mémoire est inscrite dans le muscle, dans son tendon, dans l'aponévrose, dans le ligament mais également dans l'os. À nous de libérer tous les bons points et ceci dans un temps suffisant pour chacun, afin de remettre le bon programme en route.

D. L'intelligence du corps, ou le bon programme

Oui le corps possède une intelligence! À travers l'évolution de ma pratique thérapeutique, j'ai réellement découvert et pris conscience de cette réalité. En effet, le corps connaît la solution juste, il connaît la forme qui lui est nécessaire pour être en forme! Il a la mémoire de sa forme.

La pression des doigts que j'exerce sur le point osseux ou tissulaire, libère l'énergie qui elle, se met à la disposition du corps afin qu'il se replace dans la bonne posture. La pression est maintenue sur le point jusqu'à obtention d'une réponse de relâchement. Quand je lâche la pression sur le point, il y a alors instantanément effacement de la douleur, ce qui signifie que la juste position a été obtenue. C'est pourquoi, j'ai cette sensation que je ne fais que proposer au corps qui lui, dispose. D'ailleurs, et c'est un fait acquis, en acupuncture, la libération d'un point d'énergie relance l'organe.

Je ne suis ni architecte, ni maçon mais j'utilise deux de leurs outils de travail pour prendre les mesures qui me donneront la correction: le niveau à bulle et le mètre ruban auxquels j'ajoute un bloc de papier pour mesurer la différence de hauteur entre les deux sacro iliaques.

Le process est le suivant: je prends la mesure du corps debout sur les deux pieds et je pointe les sacro-iliaques avec un feutre. Le niveau à bulle va m'indiquer l'inclinaison du bassin et en ajoutant des épaisseurs de papiers, je vais calculer la différence. Je reproduis la même étude en position assise sur les ischions.

Les deux mesures correspondent toujours !

Cette perte d'équilibre correspond à une mémoire traumatique, mémoire de déformation qui a commencé avec la première bascule et qui s'est installée avec tous les chocs accumulés entre-temps mais quand la personne arrive en consultation, elle est convaincue que ce qui la fait souffrir est relié à des événements récents. Elle ignore en effet que son corps est déjà enfermé dans ce processus de compensation qui remonte à son adolescence, voire à son enfance, ou à sa naissance. Les événements récents ne sont « que » l'élément déclenchant.

Les attaches – les énergies gardées (selon les chinois)

Tout ce temps mémorisé en « triche inconsciente » a généré une souffrance au niveau des attaches musculaires du bassin (cf. chapitre 1 : Les haubans du navire.)

Les muscles participant au mouvement et au maintien statique du corps dans l'espace, le déséquilibre du bassin fait que ces attaches vont mal travailler.

Le jour où cette déformation s'est inscrite dans le corps, la réaction des tissus périphériques a été un spasme qui, en réalité, est une contracture entraînant une rigidité qui, elle, a enkysté et produit la déformation du bassin. C'est pourquoi, il est incontournable de libérer les tissus d'enveloppement d'emballage que j'appelle « *air water bag* », c'est-à-dire l'ensemble des attaches de nos muscles, aponévroses, et ligaments sur le bassin.

Dès lors que le corps est déformé par ce déséquilibre (conscient ou encore inconscient), la texture entre le muscle et l'os, donc l'attache (prenons l'image de crampons pitons sur l'armature osseuse…) a accumulé des contraintes anormales. Ces souffrances s'expriment par l'accumulation d'énergie emprisonnée (les chinois parlent d'énergie gardée comme l'aiguille de l'acupuncteur).

Pour réinitialiser le bon équilibre et le maintenir, il faut donc avoir libéré toutes les attaches des muscles sachant qu'elles fonctionnent par paire (symétrie).

En libérant l'énergie de ces points, le bassin peut retrouver l'équilibre, et donc le corps sa forme idéale.

L'énergie est au corps ce que le courant électrique est à l'ordinateur. L'ordinateur a une intelligence informatique qui donne des réponses à des questions et qui conduit les process. Le corps lui, possède, en plus de son intelligence, un discernement subtil qui connaît la solution ! Mais il a surtout une vraie « mémoire de sa forme » ! Il faut simplement lui permettre de retrouver son juste équilibre.

François est un footballeur amateur de quarante ans qui aime jouer avec des amis toutes les semaines. Au cours d'un match, deux ans auparavant, il avait subi un vrai traumatisme. Il avait l'intention de frapper de la tête un ballon aérien et prenait donc son élan pour s'élever. Quand il arriva en suspension, prêt à donner le coup, un adversaire courant dans le sens contraire mais légèrement en retard le percuta. Son centre de gravité étant plus haut, l'impact fort de leurs deux vitesses fit faire au corps une rotation vers le bas de 180°. Il dut amortir la chute de sa main gauche avant de s'écrouler sur le sol. Sur la violence du choc, le coude s'est luxé. Après une immobilisation plâtrée et de la rééducation, il garda une gêne, type de paresthésie (troubles de la sensibilité associés à une légère paralysie). Pendant deux années, son avant-bras le faisait souffrir et le priva de ce sport si important pour son équilibre. Bien que vivant en Avignon, il décida de faire confiance à la recommandation d'amis et de venir me voir.

À la première séance, au bout de quelques minutes de travail initial sur le bassin, il sentit une chaleur dans tout le membre supérieur droit jusqu'à la main ainsi qu'une intense sudation de l'aisselle. Cette manifestation exclusivement du côté droit était si intense que le drap d'examen était trempé. En revanche, rien de tout cela ne se manifestait du côté gauche.

Voilà bien le constat que l'énergie ne circulait que du côté qui n'avait pas été traumatisé. Je lui explique que la chute sur sa main gauche avait créé un impact tel que son os radius de l'avant-bras était remonté vers le coude et que son dos en avait subi des répercussions dans la région cervico-dorsale.

Après ce premier travail du bassin et des vertèbres cervico-dorsales, l'équilibre de nouveau acquis à la base, c'est en tractant l'extrémité inférieure du radius au niveau du poignet qu'il ressentit une chaleur dans tout le membre, chaleur accompagnée de sudation.

La deuxième séance consolidera l'acquis de la première et libérera les dernières résistances et compensations, François n'avait jamais eu de vérification de son bassin de toute sa « carrière » de footballeur amateur !

Il a compris à travers ces deux séances qu'avant même de s'élever pour donner ce fameux coup de tête, il était déjà bancal et ceci certainement depuis son adolescence. En fait, le traumatisme en avait « rajouté une couche », créant un désordre périphérique qui s'additionnait à celui déjà présent du désordre central pelvien. La remise en ordre préalable du bassin révéla le désordre du côté gauche et fixa sa correction.

Dans un autre domaine mais toujours dans la résonance de cette intelligence du corps, j'ouvre une parenthèse car je ne peux m'empêcher d'évoquer ici l'histoire du Dr Taylor, éminente neurologue américaine, née en 1959, docteur en Neuro-anatomie de l'Université de Médecine d'Indianapolis. Elle travaille aussi pour *The Harvard Brain Tissue Resource Center*, pour *The Midwest Proton Radiotherapy Institute* et pour *The National Alliance on Mental Illness*. Le *Magazine Time* l'a sélectionnée parmi les 100 personnes les plus influentes dans le monde en 2008. Son témoignage et son livre ont un écho mondial (Traduit : *Voyage au-delà de mon cerveau*. Éditions JC Lattès).

Cette grande spécialiste du cerveau a fait un AVC dans son hémisphère gauche et en moins de quatre heures a assisté consciemment à la dégradation de ses facultés mentales[1].

«À la fin de la matinée, je ne savais plus marcher, ni lire, ni écrire et je ne me rappelais même plus à quoi ressemblait mon existence ! Recroquevillée en position fœtale, je me suis sentie capituler face à la mort. Pas un instant il ne m'est venu à l'idée qu'un jour l'occasion me serait donnée de raconter mon aventure... »

« En réalité mon AVC a eu pour moi valeur de révélation ! Ce qui m'intéresse avant tout, c'est l'admirable résilience du cerveau humain et sa faculté de recouvrer ses fonctions en s'adaptant en permanence au changement. En dernier ressort, mon livre décrit l'odyssée de ma conscience dans mon hémisphère droit, où une profonde quiétude m'a envahi.

Si j'ai choisi de ramener mon hémisphère gauche à la vie, c'est aussi dans l'espoir d'aider d'autres que moi à connaître la paix intérieure sans qu'ils aient pour autant à subir le traumatisme d'un AVC ! »

Son histoire est très belle. C'est un exemple fort car il concerne le cerveau mais nous révèle aussi combien le corps a des possibilités fantastiques (corps, cerveau et esprit) lorsqu'on lui fait confiance, lorsqu'on l'écoute et le respecte.

Je ne peux m'empêcher également d'évoquer David Servan-Schreiber dont le combat de fin de vie est également

1. Cf. annexes.

bouleversant dans cette conscience de la dimension du corps et de l'esprit[1]. J'avais eu l'occasion de le rencontrer et je reste très touché par son combat et sa personnalité. Il a été un exemple de courage, de ténacité et d'ouverture d'esprit. Ses recherches en neurosciences qu'il enseignait à l'université de Pittsburgh, sa rigueur scientifique, son désir de soulager la souffrance de ses patients et sa propre expérience de la maladie l'ont conduit à intégrer des techniques de soins ou d'accompagnement non conventionnelles dans sa pratique thérapeutique. «*J'ai affronté mes propres préjugés... J'ai appris à ouvrir mon esprit à de nombreuses autres manières de soigner et j'ai découvert, à ma grande surprise, qu'elles étaient non seulement plus naturelles et plus douces, mais aussi souvent plus efficaces*» *(Guérir)*.

Au fil de ses ouvrages, il a montré avec intérêt que le stress et les émotions ont un impact sur le système immunitaire, que les traumatismes affectifs impriment une marque dans le corps.

Il a expérimenté très jeune la maladie. Tel un chemin initiatique, sa tumeur au cerveau lui a enseigné une autre approche de l'être humain; avec empathie et compassion, mais aussi avec passion et humilité, il redonnait espoir et envie de vivre aux malades. Marathonien en quête constante de vérité, il a parcouru le monde pour transmettre ses connaissances médicales mais aussi son art de vivre en harmonie, hygiène de vie stricte, sport quotidien, alimentation équilibrée, compléments nutritionnels, plantes médicinales, médecines tibétaine et amérindienne, méditation et yoga... sans jamais critiquer ni rejeter la médecine conventionnelle. Il avait une grande confiance dans ses traitements et beaucoup d'admiration pour les avancées scientifiques. II a simplement rassemblé des modes de pensée qui semblaient *a priori* opposés, entre sciences et traditions.

1. On peut se dire au revoir plusieurs fois: éditions Robert Laffont.

Il a réunifié cerveau gauche et cerveau droit ! « *Il n'existe pas de méthode infaillible [...]. En revanche, il existe des moyens pour chacun de maximiser ses défenses naturelles en prenant soin de son état général physique et mental. On peut mettre tous les atouts dans son jeu. Mais le jeu, lui, n'est jamais gagné d'avance.* » *(On peut se dire au revoir plusieurs fois.)*

Oui, le jeu n'est jamais gagné d'avance, je partage pleinement son point de vue. En ce qui concerne la majorité des patients qui ont pu bénéficier, sur deux ou trois ans, des quatre voire cinq séances qui, en moyenne permettent cette réinitialisation du bon programme, ces patients restent équilibrés d'une manière pérenne. La partie est gagnée. Certains reviennent une fois par an, uniquement pour de la prévention ; ce qui pour moi, est la meilleure des approches.

En revanche, quand le programme idéal n'est pas atteint, on observe que les personnes souffrent de certaines pathologies qui deviennent alors chroniques comme la lombalgie pour certains et que d'autres verront les pathologies s'enchaîner les unes derrière les autres. Dans tous les cas, ces personnes continuent de souffrir et se privent de bien des bonheurs dans leur vie.

> Dans ce travail ostéothérapique du MPO, le corps, sur un temps court, va donc libérer des années de blocage et de restrictions. Le travail du bassin nécessite à la première séance trente à quarante-cinq minutes environ pour libérer ces tensions, qui sont de véritables mémoires tissulaires.

C'est pourquoi, il est important de rester plutôt au calme pendant les trois jours qui suivent les premières consultations. Ce temps est nécessaire (en moyenne) pour permettre aux tissus de retrouver une tension juste sur un cadre osseux idéalement repositionné. Cette période peut être synonyme de douleurs, c'est pourquoi je conseille de ne pas prendre de risque inutile en pratiquant par exemple un sport un peu trop tonique juste après les séances !

Cette conscience et ce respect du corps participent au « bon programme ».

CHAPITRE 4

LE CORPS, UN INSTRUMENT

CETTE NOUVELLE ANALOGIE à laquelle j'associe le corps, me vient sans doute de tout ce que je partage de passionnant voire de merveilleux avec nombre d'artistes musiciens. En effet, depuis des années, j'accompagne des chanteurs d'opéra, des musiciens, des concertistes et également des chefs d'orchestre.

Il y a beaucoup de similitude entre les harmoniques des sons et les vibrations sonores et celles du corps et de l'esprit.

J'avais demandé à une de mes patientes de m'écrire le témoignage de son vécu à travers les différentes consultations et soins que je lui ai prodigués. Ce qu'elle m'a envoyé en retour ne correspond pas tout à fait à mon attente mais me comble bien au-delà… Ses mots objectivent avec une telle profondeur et vérité tout ce champ émotionnel exprimé dans un espace pourtant physique et postural du musicien où le chant de l'âme est si subtilement indicible, que j'ai choisi de le publier *in extenso*, avec son accord. Je la remercie car son témoignage est un merveilleux ambassadeur du message que je désire délivrer à travers ces chapitres.

Cette pianiste-concertiste de renom s'appelle Mireille Faye-Mora.

LE CORPS MUSICAL
L'artiste musicien – le corps instrument

« La quête de l'équilibre entre le corps physique et le corps mental constitue, pour l'artiste interprète une priorité absolue, fondamentale. Sur scène, l'artiste ne se contente pas de réciter une leçon bien apprise, tel un magicien il se doit de transformer en clarté ses peurs, en ondes harmoniques tout ce qui ne peut être dit. C'est sa mission, sa profession de foi. Le musicien est un alchimiste qui transforme le plomb en or. Cependant, pour que le miracle se produise et se réinvente à chaque concert, l'artiste ne doit pas se sentir en danger. Je ne parle pas ici du trac, je parle de la confiance qu'il ne peut puiser qu'en lui, dans ses propres ressources physiques et mentales.

L'artiste a besoin du public, sans public il n'est qu'un ouvrier acharné sur son établi. La grâce visite rarement l'artiste quand il travaille dans sa chambre. L'inspiration, pour venir, nécessite l'état de conscience un peu particulier de la situation de concert, un état de lucidité qui affûte les sens et déploie les antennes sur l'infini. Elle a besoin de l'écho du monde. Dans ce contexte qui fragilise particulièrement les âmes sensibles, c'est la confiance que l'artiste aura acquise par la connaissance de son corps qui lui donnera les moyens de vaincre son trac. Mais pas seulement car l'état de grâce se mérite. Le moindre grain de sable peut tout empêcher, en bloquant le geste instrumental, il bloque l'inspiration. C'est d'un corps libre que la musique peut jaillir, d'un corps émancipé de ses tensions et de ses peurs.

Pendant l'acte d'interprétation, concentré, rassemblé en lui-même, le musicien libère ses sentiments, en dosant, en calculant chaque geste, chaque inspiration. Il maîtrise son trop-plein émotionnel et économise son énergie pour tenir jusqu'à la fin de la prestation qui le laissera vide, hagard.

Mais où trouve-t-il le chemin qui le conduit à la musique ? En premier lieu dans sa posture, son attitude corporelle face à l'instrument, à sa façon de s'asseoir, de s'enraciner. Les pieds arrimés dans sa terre qui le porte et qu'il aime jusqu'à se sentir un arbre, la tête dans le ciel, là où se trouvent les nuages et les étoiles, il témoignera de sa puissance, même si entre les deux extrémités, s'agite un océan de doutes et de peurs, peur de la mort, peur de la vie, peur de ne pas aimer, peur d'être aimé, de n'être pas aimé, de n'être pas digne, peur de décevoir, peur d'une défaillance de sa mémoire, peur de n'être pas "à la hauteur". Mais à la hauteur de quoi ? Si l'artiste se prend pour Dieu il sera le seul à y croire et l'équilibre est rompu. Le culte de la personnalité du virtuose passe certes par une forme de déification mais l'artiste n'est pas Dieu, il est homme, un homme qui façonne avec ses mains et son cœur. Quand il s'est accompli, quand il a acquis la conscience aiguë de son rôle d'émissaire, il devient artiste, homme-oiseau… personnage fabuleux intermédiaire entre l'ange et l'homme, messager du divin, d'un divin dont il n'a pas connaissance, mais un instinct très sûr.

Qu'adviendrait-il si l'interprète, faute de prendre le recul nécessaire, d'oublier de se concentrer sur sa respiration, se laissait submerger par ses propres émotions ?

« L'artiste doit susciter l'émotion mais ne pas être ému lui-même ». Sage, mais discutable conseil ! Si l'artiste n'est pas ému lui-même qu'aura-t-il à transmettre ? Une leçon bien apprise, des traits de virtuosité réussis, on est dans l'une des formes sensibles du cirque, pas dans la musique. Seconde hypothèse : l'artiste feint son émotion : qui est dupe ? Troisième hypothèse : l'artiste se laisse envahir par la fébrilité de ses sentiments née de la musique qu'il est en train de jouer, il le sait, il en connaît tous les signes, il la reconnaît même en amont par d'infimes symptômes. Alors comme un jockey qui sent

son cheval devenir nerveux, il va en reprendre les rênes, canaliser son lyrisme sans laisser la fièvre le terrasser ni engloutir sa pensée. Faire l'amour mais garder la tête froide et légèrement distante...

Le lâcher-prise émotionnel n'est pas une vertu pour l'interprète. Sous-estimer la tension soulevée par un crescendo, dédaigner l'agitation de son cœur qui s'emballe comme avant un rendez-vous amoureux, laisser les digues se rompre devant le raz-de-marée émotionnel représente inéluctablement un péril majeur !

Question de sensibilité dira-t-on. Mais qu'est-ce que la sensibilité sinon l'exposition permanente à tout ce qui peut toucher au plus profond ? Ressentir une égratignure comme une douleur extrême sous-entend la même capacité à tirer les plus grandes joies de peccadilles. Les artistes viennent au monde en boitant du côté de l'âme et l'expression de cette douleur à travers l'expression de l'art représente une béquille pour vivre quand même.

Ce regard sur l'artiste évoque tout naturellement la personnalité douloureuse du compositeur Frédéric Chopin. Dans les années 1840, alors que l'on vivait dans le culte de la virtuosité – l'on sait que, faute de connaître le fonctionnement du corps humain et ses limites, Schumann s'est mutilé à force d'imposer à ses mains et à ses doigts, un travail qui n'en respectait pas la morphologie – Chopin demandait à ses élèves de jouer facilement, ce doit être facile... Ce qui revient à dire jouer sans effort, sans faire souffrir le corps. On était encore loin des techniques corporelles liées à l'apprentissage d'un instrument, des techniques Alexander, Feldenkreis, yoga et autres approches pour lesquelles les professeurs d'aujourd'hui manifestent de plus en plus d'intérêt et de curiosité. Les artistes commencent à apprendre comment éviter les maladies du corps, tendinites, claquages, dystonies de fonction et autres manifestations de maltraitance, par une posture et une assise adaptées et en veillant à la justesse d'un geste afin qu'il ne génère aucune tension dans la répétition. Répéter cent fois le même geste jusqu'à le faire facilement peut avoir de douloureuses – voire irrémédiables – conséquences. Le corps de l'artiste est un corps intelligent, un corps qui obéit, un corps qui danse. C'est dans cet abandon total, dans ce lâcher-prise corporel que la musique peut être libérée.

La musique n'existe pas dans l'objet-instrument. Elle n'est que dans le corps-instrument, elle naît du corps-instrument.

Si l'on remplit d'eau ou de sable n'importe quel instrument il ne résonnera point. Il en est ainsi du corps. Ce sont les sonorités que le musicien possède en lui, dans son cœur, dans sa chair, qui, véhiculées par un geste rendu intelligent par un travail conduit dans le respect du corps, et transcendées par son inspiration, passent de son corps-instrument à l'objet-instrument. Si rien ne s'oppose à ce transfert, si rien ne se perd pendant la traversée, le phénomène vibratoire créera le miracle musical et trouvera son écho dans l'âme de l'auditeur. L'instrument devient alors le corps vibrant prolongeant le corps physique. L'interprète ne joue plus, il se laisse tout simplement jouer.

Aussi, que faire quand la vie crée en nous des blocages, quand, pour résister aux agressions tant extérieures qu'intérieures, on se fabrique soi-même quelque verrou destiné à préserver illusoirement la part de soi que l'on sent vulnérable ? Bien évidemment il ne s'agit pas là d'acte volontaire mais bien d'un sursaut de l'inconscient. Car c'est lui le responsable, le fabricant d'armures en tout genre !

Nicolas Bounine fait parti de ceux qui repèrent les lieux où l'énergie reste emprisonnée dans quelque prison intérieure. De son œil expert, de sa main magicienne, il va à la rencontre de nos peurs les plus enfouies, de nos tensions les plus verrouillantes. Le travail de ses mains sur le corps libère le flux harmonique intérieur. En retrouvant sa liberté de vibration, le corps tout entier peut à nouveau chanter. »

Merci Madame Faye-Mora. J'aimerais tellement clore ce chapitre sur cette dernière phrase tellement tout est dit si magnifiquement. Mais je dois poursuivre car il est nécessaire de tenter de répondre à certaines questions :

Comment ce corps – instrument va-t-il se dérégler ? Comment le remettre dans sa fonction la meilleure ? Qui est l'instrumentiste et qui dirige la musique ?

Être en forme, c'est être dans sa forme.

La comparaison entre le corps et l'instrument se fait surtout avec les instruments à corde et principalement le violoncelle, dont le hanché rappelle celui de la femme à la différence que, tous les violoncelles ont une forme et un volume identiques et sont basés sur le nombre d'or.

Un violon, un alto, un violoncelle ou une contrebasse ont des formes identiques mais des volumes différents. Il en va de même pour l'homme dans la diversité de ses expressions physiques et de ses tours de taille.

En commun, convenons qu'il y a également des cordes qui vibrent dans l'instrument comme les chaînes musculaires et ligamentaires sont les cordes qui vibrent en l'homme.

Si la caisse de l'instrument se déforme, les cordes supporteront de plus en plus mal les vibrations imprimées par l'artiste. Pour le corps, le procédé est le même. En effet, si le déséquilibre et donc la déformation sont déclenchés, les cordes musculaires et ligamentaires ne pourront plus être dans un bon rapport de forme et les raideurs vont se manifester en blessures corporelles continues. Et à ce stade, déjà le repos et la récupération idéale ne pourront plus s'opérer.

Autre détail éclairant cette analogie, celui des clés. En effet les cordes de l'instrument sont attachées par des clés et il en va de même pour le corps. Les clés qui relient nos cordes à notre caisse s'appellent : clavicule (*clavicula = clé en latin*), trochiter (saillie osseuse partie externe de l'humérus) ou encore apophyses (les épineuses). La sémantique française est toujours subtile.

Pour les membres inférieurs par exemple, nous avons des saillies ou protubérances osseuses appelées trochanters (grand et petit) situées près de la hanche. Les épines, les crêtes, sont avec la symphyse pubienne et les tubérosités ischiatiques, les clés de notre bassin.

Un musicien comme un sportif de haut niveau va répéter durant toute sa carrière des gestes identiques qui mobiliseront parfois exclusivement certaines parties du corps.

Je prends le cas de Jean-Dominique, pianiste professionnel depuis l'âge de douze ans qui souffrait de tendinite à sa main droite. Il dut se faire opérer et même faire une psychothérapie car rien ne le faisait récupérer. C'est à la deuxième séance il y a cinq ans qu'il ressentira une chaleur dans ses mains lors du travail de son bassin. Aujourd'hui sa récupération est totale et sa séance préventive annuelle lui fait ressentir dans sa main une chaleur quasi instantanée.

Cette chaleur, je le rappelle, correspond à un dégagement d'énergie. Cette circulation, cette manifestation ne sont rendus possibles que si les effets mécaniques et nerveux dus à la libération du bassin et du dos sont obtenus.

Un musicien doit rester longtemps sur des appuis fixes, assis ou debout. Chaque jour de l'année, il va répéter des heures durant, les mêmes gestes sur l'instrument. Si l'équilibre n'est pas présent, l'arbre de vie mal enraciné ne donnera pas l'énergie, c'est-à-dire la force nécessaire aux membres. Dans les temps de pause et de récupération seul un équilibre retrouvé peut permettre d'éliminer les tensions emmagasinées. Comme nous l'avons vu dans les chapitres précédents, le corps a cette intelligence spécifique de ce qui est juste pour lui, «*il connaît la musique*».

> Et bien pour moi, nous touchons là un point essentiel pour la compréhension de ma méthode. Pouvoir travailler dans une position identique la plus idéale possible de longues heures ne peut se faire de manière pérenne que si le bassin est é-qui-li-bré.

Tous les musiciens que j'accompagne, du violoniste au pianiste peuvent une fois le rééquilibrage effectué, jouer assis sans déformer le reste du corps. Le déséquilibre passé générait en effet des compensations et des tricheries pour d'autres points du corps. N'oublions pas de surcroît la fatigue que génère le jeu à l'instrument et qui s'ajoute au problème de la mauvaise posture.

A la différence de l'instrument quand celui-ci se fissure, par exemple, le dégât collatéral est perceptible de suite à l'oreille ou dans la résonance de l'instrument, le corps lui, peut vivre un certain temps dans le déni ou le silence des dégâts collatéraux d'une souffrance. La déformation que peuvent générer les fractures, les luxations, les torsions ou la bascule peut être silencieuse plus ou moins longtemps. Une fois que ce temps a atteint sa limite, la manifestation devient tangible et nous nous trouvons en face de contractures, de claquages, d'élongations ou encore de tendinites. À ce stade, les tensions des cordes corporelles ont véritablement lâché.

Sur nos clés osseuses s'inscrivent des tensions transmises par les cordes, causées et entretenues pas la déformation du corps. Nous avons comme groupe musculaire principal du dos, le groupe profond des muscles dits «spinaux profonds» ou «courts lamellaires». Leur nom nous ramène à ces clés essentielles, les épineuses. Ne s'appellent-ils pas transversaires épineux, épi-épineux ou inter-épineux ? Donc le fait de libérer la clé osseuse en périphérie entraînera une réaction en profondeur. Cette réaction ne sera durable là que si les clés du bassin l'auront perçue préalablement. Nous voyons aussi que si ces cordes et ces clés vivent, provoquent et subissent des mouvements, elles vivent des vibrations. Nous sommes vibration. C'est bien pour cela que l'os peut communier avec cette image de l'instrument car il est bel et bien le vecteur des vibrations, des sons et du mouvement.

L'os du sacrum par exemple est l'association de plusieurs vertèbres soudées. Dans des souffrances du bassin des hanches et du dos, nous trouverons des blocages au niveau de chacune des vertèbres du sacrum. Chacune de ces vertèbres est donc une clé pour libérer cette énergie accumulée, gardée. Chacune a donc une souffrance propre à libérer. Enfin ces clés, si nous reprenons le raisonnement du corps ordinateur, portent les tensions du moment et celles du passé.

Un jour un couple de violoncellistes professionnels qui m'avait déjà consulté, m'amène son bébé de quatre mois. Il a un torticolis congénital avec un méplat à droite de la tête au niveau occipital. Depuis sa naissance, il ne tourne pas la tête à gauche. Je leur répète ce que je leur avais déjà dit à chacun, dans leurs séances respectives au sujet du corps : « *nous sommes tous des instruments* » et la caisse conditionne le bon fonctionnement des cordes :

« *Imaginez une corde qui tire vers le bas et vers la droite la tête de votre enfant. Cette corde est plus longue car la caisse de l'instrument est déformée. En l'occurrence l'attache des muscles sur l'os iliaque droit est plus basse et les muscles sont plus longs* ».

En effet, la sacro-iliaque droite était plus basse d'un centimètre déjà pour sa si petite tranche de vie ! La maman tenait le petit assis face à elle et j'étais moi-même placé dans le dos du bébé. Le père était placé à sa droite. Avant de démarrer le soin sur le bassin de son fils, je lui demande de se déplacer vers la gauche du petit et pour se faire, de passer devant lui. Cette expérience a confirmé que le bébé était incapable de le suivre des yeux. Je demande au père de se replacer à sa droite et commence le travail sur son bassin. Après plusieurs minutes, je demande à nouveau au père de se déplacer vers la gauche en passant devant l'enfant et là ; merveilleux ! Le bébé suit du regard son père, sans effort et sans douleur apparente vers la gauche ; les deux articulations sacro-iliaques venaient de se rééquilibrer ! Les parents étaient « aux anges » !

Revenons au monde musical, je glisse dans cette page le témoignage d'une patiente qui a la particularité de mener deux passions simultanément, le chant lyrique et l'équitation. Vous verrez en effet dans le chapitre 9, combien le milieu sportif et notamment le milieu équestre sont le théâtre de mon évolution de thérapeute. Je remercie Caroline Casadesus pour son témoignage que je publie également *in extenso* car il est pour moi un blanc-seing qui valide mes investigations. Chanteuse lyrique, soprano, Caroline se produit en récital, interprète des grands airs d'opéra et voyage en Europe, en Russie, mais également sur le continent américain.

Caroline Casadesus

« *Artiste lyrique, j'ai eu la chance de rencontrer Nicolas Bounine que je suis allée consulter pour une douleur aux genoux ; ni les anti- inflammatoires, ni l'ostéopathie n'étaient parvenus à me soulager.*

Cette douleur était d'autant plus pénible qu'elle finissait par m'handicaper dans ma pratique sportive quotidienne, indispensable au bon équilibre de ma vie d'artiste.

Immédiatement Nicolas Bounine a constaté que ma "base" était bancale…

— "Comment faites-vous pour chanter avec un bassin aussi décalé ?"

J'étais venue pour mes genoux, le soigneur me parlait de mon bassin et de ma voix ! En clair il m'a fallu compenser, en créant forcément des déséquilibres et des tensions pour continuer à "fonctionner" malgré un plateau (mon bassin) totalement bancal !

— "Demandez donc à un serveur de vous apporter un café sur un plateau incliné sans rien renverser !"

La séance a duré une heure. En sortant j'avais le sentiment d'avoir des pieds de plomb. J'ai respecté la consigne : deux jours de repos. Je guettais cette douleur pernicieuse qui avait coutume de me réveiller la nuit ; elle avait disparu.

En remontant à cheval, je m'attendais, comme d'habitude à serrer les dents au bout de vingt minutes… pas la moindre souffrance !

J'ai retrouvé élasticité, souplesse et mobilité, même à la course à pied !

Je suis partie en tournée, chanter un spectacle très exigeant sur le plan vocal et non seulement j'ai trouvé un appui très solide sur mes deux pieds (sans m'en rendre compte, j'avais pris l'habitude de m'appuyer davantage sur le pied gauche pour chanter) mais j'ai même été surprise par l'amplitude de ma voix : plus ronde, plus chaude, naturellement placée, dans le "bon trou" ; elle était souple et facile, un vrai bonheur ! »

En guise de conclusion, je vous livre une petite « volute musicale ». Si le corps est un instrument, c'est donc celui qui le fait vivre qui en joue. Le patient devient alors officiellement l'instrumentiste. Et nous les ostéothérapeutes, nous devenons des chefs d'orchestre, nous dirigeons une sorte de musique ;

celle qui se joue au rythme guidé par le corps. Quelle belle lettre de mission que celle de remettre le corps dans sa forme afin qu'il résonne dans un tempo qui est le sien pour une meilleure résonance dans un temps qui est le sien.

CHAPITRE 5

POURQUOI J'AI MAL ?
L'ostéothérapie, une réponse

QUAND J'AI COMMENCÉ l'écriture de ce livre et dédié les quatre premiers chapitres aux analogies – édifice, véhicule, ordinateur, instrument –, le livre avait pour ambition de permettre la compréhension de ce que le corps a besoin d'une base, d'un centre et d'une forme pour vivre en harmonie ou en paix. Ces quatre images vous auront je l'espère, éclairés, mais mon désir profond est d'aller au-delà de cette ambition. C'est déjà un grand pas d'avoir une meilleure vision de son corps afin de mieux le comprendre, mais pour moi ce n'est pas encore suffisant. Si on restait sur ces quatre images alors je n'aurai plus qu'à me considérer que comme *« un mécanicien du corps, un mécano de l'os ou pourquoi pas un magicien du rééquilibrage »* !

Que les lecteurs qui sont mécaniciens de profession ne se méprennent pas sur mon propos. Je suis très respectueux de leur savoir-faire et de leur métier bien entendu mais la différence entre les véhicules qu'ils *soignent* et les corps que je *traite* c'est que ces derniers ont une âme et un esprit. Entre le temps où j'ai écrit mon premier livre (2004) et aujourd'hui, j'ai cheminé dans la conscience que ce que le corps a une dimension d'une autre nature. Il est bien plus qu'un véhicule, qu'un édifice, qu'un ordinateur ou qu'un instrument, je le vois en effet comme un temple ; un temple de l'âme.

A. Le corps et l'âme

Combien de patients, en trente années d'exercice, ont libéré les souffrances de leur âme ou simplement *des bleus à l'âme,* en venant confier leurs corps en souffrance ?

Dans le cursus du kinésithérapeute, il y a heureusement des chapitres entiers consacrés à la psychologie, mais la plus grande formation en la matière est bel et bien l'école de la vie, l'écoute du patient *in situ.*

Parfois quelques mots suffisent. Une larme, un regard, un sourire, un geste de compassion sont autant d'éléments qui permettent à des secrets de famille de se libérer, à des chagrins de s'envoler, à des dénis de se révéler.

La mémoire traumatique du corps n'existe peut-être parfois que pour révéler une souffrance en amont nichée dans les profondeurs de notre être et le corps qui était devenu un carcan, retrouve par la libération de cette mémoire, sa dimension initiale.

Le dictionnaire (Hachette) donne en première définition du mot : *âme,* celle de la doctrine spiritualiste : principe essentiel de la vie, qui, uni au corps, constitue l'être vivant. *Le corps et l'âme.*

Les autres définitions associées à la subtile sémantique française nous amènent également sur :

– « le principe des facultés morales, sentimentales, intellectuelles ; siège de la pensée et des passions. *En mon âme et conscience* »

– « le principe directeur, organe essentiel d'un groupe. *L'âme d'une nation, d'un peuple* »

– « Être vivant. *Un bourg de 900 âmes* »

– « Élément essentiel, central d'une chose. *L'âme d'un violon* »

Que l'on donne un sens spirituel ou non à ce mot âme, que cela soit *l'âme d'un pays* ou *l'âme d'un complot*, on peut s'accorder à dire que ce qui se dégage, le dénominateur commun, c'est une idée de centre, de cœur, de mouvement donc de vie.

Tout cela pour dire que quand un individu franchit le seuil de mon cabinet, ce n'est ni un genou, ni une hernie ni une scoliose que j'accueille mais un être humain qui a bien souvent des *états d'âme*.

Âme ; *psukhê* en grec, psyché – ensemble des phénomènes psychiques qui constituent l'individualité. (Dictionnaire Hachette).

« *Quand l'âme et le corps fonctionnent en excellente harmonie, ils reçoivent la récompense suprême de la joie et de la santé* ». (Hildegarde de Bingen. XIIe siècle)

B. L'écoute des mains, l'écoute du thérapeute

Les difficultés de la vie, tout comme plus simplement le stress de nos quotidiens génèrent des souffrances de l'âme et participent aux souffrances corporelles exprimées. Si ce sont aux psychologues, psychiatres et psychanalystes que sont confiés ces états d'âmes, nos mains de thérapeute sont, elles, « à l'écoute » des points de tensions du corps, puis de leur relâchement, de leur mieux-être et de leur libération.

À nous d'être également, à l'écoute de ce que le patient peut exprimer verbalement. Ce temps d'expression est précieux car il est partie prenante de la libération des tensions osseuses et musculaires. J'ai remarqué au demeurant, que si cela s'opère pendant le soin ou avant, c'est bien souvent après que le corps soit libéré dans sa matière osseuse ou musculaire que la personne se libère par la parole de mémoires affectives.

Le cas de Théo par exemple, 8 ans ou le refus de grandir. Cet enfant souffrait d'une scoliose importante (28°) accentuée par un bassin en déséquilibre et un blocage de la mâchoire ou pour être plus précis du palais. C'est un garçon qui vivait dans un mutisme avéré. On pourrait penser aisément que cela était dû aux contraintes d'un traitement orthopédique lourd (un corset de jour et de nuit), une véritable armure en soi. Ses parents me l'amenaient en consultation car ils avaient entendu parler de mon approche. Il leur semblait logique, de replacer le bassin avant de faire un moulage pour un futur corset, afin que le corset en tant que tuteur soit le plus efficace possible.

Lors de notre première rencontre, je leur avais partagé à tous les trois (Théo et ses parents) ma vision de la scoliose, à travers l'image du torchon que l'on essore. Imaginons en effet deux torsions inversées des mains ou une main qui reste fixe pendant que l'autre tourne. Continuons d'imaginer que le palais soit alors la main fixe et le bassin, la main en torsion. Il faut qu'il y ait eu un grand coup dans la figure pour que le palais se soit figé. Il faut peut-être qu'il y ait eu le ressenti d'une grande injustice pour refuser de grandir après un choc important… La maman m'expliquera alors la mort d'un petit frère avant le terme. La perte de cet enfant tant attendu avait donc déclenché un choc émotionnel profond chez Théo.

Quand je lui ai travaillé son palais avec toute la douceur requise, j'ai vu des larmes couler lentement sur ses joues. Dès que j'ai senti les tissus palatins se libérer, j'ai cessé le soin pour lui poser une ou deux questions. Il est resté silencieux, ne laissant rien paraître.

Ses yeux étaient rougis et mouillés, c'était la seule manifestation de ce qui se tramait en lui, il avait même en partant refusé de me dire au revoir. J'avais eu le temps de glisser à l'oreille de ses parents contrits que probablement, dans les heures et jours qui suivraient, l'enfant manifesterait sa souffrance d'une manière ou d'une autre.

En effet, le lendemain, la mère me téléphonait, témoignant que dans le trajet du retour en voiture, Théo avait « lâché » un gros paquet de souffrances avec des gestes de violence. Depuis lors, il est apaisé et le chirurgien orthopédique qui le suit ne comprend pas les progrès qu'il fait, ni la rémission de sa pathologie.

L'exemple de Théo m'a beaucoup apporté et touché. Pour d'autres patients, j'ai constaté une fois de plus combien est subtile la sémantique française. Je vous citais les clés osseuses dans le chapitre 4. Les plus sceptiques souriront sûrement mais figurez-vous que, quand je travaille ces fameuses *clefs*, et bien j'ose écrire que cela génère des ouvertures ! Le patient s'ouvre, des portes s'ouvrent, des prises de conscience peuvent alors s'opérer, et le processus de la libération commence.

On dit en politique « *la base coopte la tête* », cela convient très bien, il en va de même en anatomie. Quand le bassin est replacé ; quand la nacelle de la montgolfière a retrouvé son aplomb, la tête – le ballon, se redresse et l'ensemble retrouve une direction. Le corps vit le même processus, quand le bassin est à nouveau en équilibre donc la base en harmonie, le sommet du corps, donc la tête retrouve ses connections et peut identifier ce qui achoppait affectivement ou émotionnellement.

Tel point touché au sacrum a libéré des souffrances encore enfouies d'un avortement.

Tel point dans le dos a fait remonter en surface comme une diapositive, un choc violent qu'une patiente avait vécu en pleine adolescence, celui d'une chaussure reçue violemment dans son dos, lancée par son père alors qu'elle quittait la pièce après une vive altercation. Les exemples sont multiples et ne connaissent aucune limite, ni d'âge ni de sexe.

Comme je l'ai abordé dans le chapitre 3 – Le corps, un ordinateur, le corps emmagasine dans son disque dur des strates de souffrances. Parfois une séance suffit, parfois il en faut plusieurs pour que le verrou saute, mais, dans tous les cas, la souffrance se libère couche par couche (la défragmentation...) et il arrive que le patient puisse remonter le temps en conscience.

Le cas de Daniel, agriculteur, illustre mon propos.
En effet cet homme a eu besoin de quatre séances pour s'offrir comme une séance de cinéma perso. Au cours de cette 4e séance, les points que je lui travaillais lui ont fait vivre une douleur jusque-là jamais atteinte et, comme dans un film, il s'est vu tomber à l'âge de 6 ans de la trappe du grenier à foin de la grange de la ferme familiale. Ce traumatisme était passé *à la trappe* de sa conscience. Il a fallu toutes ces années pour le libérer. Aujourd'hui, cet homme ne souffre plus malgré les exigences physiques de son métier.

Beaucoup de nos maux ou de nos difficultés de la vie comme le dit la canadienne Lise Bourbeau*, sont liés à des sentiments d'abandon, de rejet, de trahison, d'injustice ou enfin d'humiliation. «*Le corps physique est là pour attirer notre* *attention sur ce qui se passe au-delà du physique* », clame-t-elle à travers ses conférences.

Cela ne coule pas de source d'en avoir conscience, c'est pourquoi mon métier me passionne et me nourrit pleinement car l'instant T où, grâce à ma pratique et à l'écoute, s'opère ce travail de prise de conscience et de libération, ce que je lis dans les yeux de mes patients ou cc qu'ils expriment avec les mots est ma plus belle récompense. Car qui dit libération des maux, dit espérance retrouvée ou énergie retrouvée ou tout simplement la joie de sentir l'équilibre rétabli.

C. Le pardon, une étape ?

Une de mes patientes Armelle souffrant d'hernie discale et de lombosciatique (lombalgie associée à une atteinte du nerf sciatique) me dit un jour que sa hernie n'était rien comparée à son impossibilité d'avoir un enfant. Elle était alors âgée de 41 ans. Cette femme avait fait de nombreuses démarches jusque-là, fécondation *in vitro*, inséminations artificielles, sans succès. Médicalement aucun dysfonctionnement organique n'était décelé, d'où son désarroi profond. Dans son histoire de vie, cette femme avait vécu un deuil à l'âge de 18 mois, celui de son père.

Madame Ancelin-Schutzenberger m'avait expliqué que ,quelle que soit la cause d'une mort, d'une maladie ou d'un accident, un enfant lui, ne voit pas de différence, il vit et ressent systématiquement l'abandon. Or pour se libérer de ce sentiment, il y a un moyen en effet, mais encore faut-il y accéder et pouvoir le vivre, j'ose le nommer : la démarche du pardon.

Alors un jour de consultation, nous abordons cette notion avec Armelle, et je lui demande dans un premier temps si l'idée de faire un travail de pardon vis-à-vis de son père pour cette fracture d'abandon lui était venue à l'esprit. Elle me répond par la négative et pour cause, mais ouvre la porte à cette démarche. Je lui ai suggéré ce jour-là d'écrire une lettre à son père comme s'il était toujours vivant et de lui exprimer ce qui lui passait par la tête par rapport à sa souffrance mais également de lui demander pardon de lui en vouloir. En parallèle, je lui recommandais de faire une psychothérapie pour compléter ce travail de prise de conscience. Elle en fut récompensée dans les mois qui ont suivi. D'abord parce qu'elle se sera libérée de ses chaînes émotionnelles, mais surtout parce qu'elle connaîtra le bonheur de la maternité dans sa 42e année et doublement puisque, l'année de ses 44 ans, elle attendra son deuxième enfant. Elle avait donc provoqué inconsciemment sa hernie comme pour vivre une forme de grossesse miniature, une sorte de saillie vers l'extérieur ! Inutile de préciser qu'elle n'a plus souffert dans son corps depuis ce retournement, ce rééquilibrage de vie.

Si le non-pardon est une chaîne qui nous emprisonne dans une souffrance, la culpabilité en est une autre, je la qualifierai même de véritable et subtile prison. Beaucoup de résistances à la guérison en sont la conséquence des dégâts collatéraux qu'elle génère bien souvent à notre insu.

Je prends l'exemple d'une femme qui m'était envoyée par une correspondante orthophoniste. Elle était atteinte de dystonie neurovégétative laryngée (maladie neurologique qui atteint les muscles du cou ou torticolis spasmodique), elle était soignée par des injections de toxine botulique. Au cours de la première séance, tout en travaillant son corps sur l'équilibre, je l'interroge sur sa vie. Très simplement elle me raconte, que c'est à la mort de son père deux ans auparavant que s'est déclenchée cette maladie. Son père était militaire de carrière, un soldat, la main sur la couture du pantalon en toutes circonstances. Absent à sa naissance puis absent de manière répétée, guerre d'Indochine, guerre d'Algérie, en mission à Madagascar ou ailleurs, le jour où survint son non-retour, c'en était trop. La maladie a pointé son nez. Mais si l'abandon paternel en avait creusé son lit, c'est son impossibilité (et surtout son corollaire, la culpabilité) à aider sa mère veuve, en difficulté et éloignée géographiquement qui en enkystera les symptômes. Nous avons ensemble identifié causes émotionnelles et symptômes, et le MPO a permis de libérer la partie somatique vertébrale.

Vraiment, le temps de l'écoute m'aura révélé à quel point la culpabilité a des effets destructeurs; j'en mesure tous les jours leur résonance. En réalité ce qui me vient aujourd'hui, c'est que cette écoute n'est pas forcément que celle du conscient de l'individu qui se confie mais, bien plus subtilement, celle de son inconscient que d'autres appellent l'âme et ses épines profondes.

Récemment, un ami depuis quinze ans est venu me voir. Cavalier professionnel Michel H. défendu plusieurs fois les couleurs de la France.

Les premières années, il venait au moins deux fois par an se faire soigner mais, depuis huit ans, il n'était plus venu en consultation. Il allait bien. Son bassin tenait en équilibre malgré les milliers d'obstacles qu'il fait sauter à ses chevaux sous sa selle. Seulement voilà, sa fille cadette, excellente cavalière âgée de 15 ans, fait une chute violente et sollicite mes services. Qui vois-je arriver peu de temps après? Le père... effet de contagion? La chute de sa fille l'avait certainement secoué moralement et légitimement inquiété, mais de là à faire bouger son bassin, je m'interrogeais car il n'avait eu, lui, aucune chute ni accident entre-temps!

La réponse ne s'est pas faite attendre, il venait de perdre son père quelques semaines auparavant.

Alors comment douter de l'interaction de nos émotions, de notre inconscient, de notre âme avec notre corps?

D. L'esprit, *mind* ou *spirit* ?

L'esprit, du latin *spiritu,* « souffle », ce mot offre une palette riche de sens et d'images, qui vont du spirituel au mental. Dans la langue de Shakespeare, deux mots existent qui permettent le distinguo ; *mind* et *spirit*.

Dans ce chapitre, je m'inscris dans la lignée d'Anne Ancelin (versus *mind*) et m'attacherai à l'esprit au sens de *manière de penser ou de se comporter*. Dans quel esprit aborder le patient, la consultation ? Dans quel état d'esprit se trouve le patient ? L'effet placebo/l'effet nocebo ne sont-ils pas des paramètres de notre siècle à prendre en compte ?

Quand une personne arrive pour une première consultation, elle est en général confiante puisque dans bien des cas, elle est recommandée par un tiers qui est convaincu des bienfaits de mon approche thérapeutique. Le bouche-à-oreille fonctionne bien mieux que toute forme de marketing car il véhicule véritablement des molécules de confiance, mais également d'espérance.

J'aborde toujours la première consultation d'un individu avec la certitude que les fondamentaux de la biomécanique et de l'anatomie sont à mettre à la première place. Pour ceux qui consultent sans connaître le MPO, je les invite à porter un regard différent sur certains pré-carrés qui participent à la fabrication de leur carcan, bien souvent à leur insu.

Je vous recommande le livre de Michel Odoul, *Un corps pour me soigner, une âme pour me guérir*[1]. J'ai apprécié la manière dont il traite (de la page 95 à 101 et de la p. 170 à 173) le problème des effets placebo et nocebo.

1. Éd. Albin Michel.

Le premier, je n'ai pas besoin de vous le rappeler, est communément usité pour évaluer la part du facteur psychique dans l'usage d'un médicament duquel on aurait soustrait toute substance active. Ce mot vient du verbe latin «*placere*» – *plaire*. Le second, moins usité, son corollaire inverse, vient du latin «*nocere*» – *nuire*.

«*… ces deux mécanismes sont incontestablement la signature du psychisme sur le physique…*» M. Odoul enrichit ce propos d'exemples médicaux et scientifiques étonnants. Aux États-Unis, les chercheurs avancent à grand pas sur ce sujet à travers les travaux de la neuro-bio-immunologie ou neuro-endocrino-immunologie et notamment sur les mécanismes biochimiques.

«*L'effet nocebo représente donc la dimension négative, pathogène. Il est la signature de la coupure de l'être avec son âme et la vie et de la perte de la confiance. Cet effet doit par conséquent être absolument pris en compte, en particulier dans la relation patient-praticien où il peut être dévastateur.*»

J'adhère pleinement à cette approche. J'en ai pour preuve que bon nombre de personnes en souffrance qui arrivent la première fois avec des clichés sous le bras sont persuadées qu'il n'y a pas de perspectives de guérison. À certains, il a été dit que leur surpoids était la cause de leur mal de dos, à d'autres qu'ils sont trop âgés donc qu'il n'est plus possible de les soulager. Le couperet de la jambe courte revient malheureusement très souvent, «vous êtes trop cambré» également. Dans ce qui m'a été rapporté de pire : certains se sont entendu dire qu'ils finiraient dans un fauteuil roulant, et d'autres qu'ils avaient un dos de vieillard quand ils venaient de franchir le cap de la trentaine ! La liste est longue, malheureusement, de diagnostics nocebo, je finis sur le plus récurrent : «*Vous souffrez mais c'est dans votre tête !*»

Bien avant d'autres, Bernie Siegel, célèbre chirurgien et enseignant à l'université de Yale tentait d'expliquer à ses confrères que la maladie n'était pas seulement une réalité clinique, mais « une expérience et une métaphore porteuse d'un message qu'il faut écouter ». Aujourd'hui, ce pionnier remarquable nous livre une synthèse de son expérience médicale et psychologique, mais aussi philosophique et spirituelle. «*Le seul échec, dit-il, c'est de ne pas vivre tant qu'on est vivant.*»

Dans son livre, *L'amour, la médecine et les miracles*, il prouve qu'il est possible de déjouer les pronostics médicaux les plus sombres. Sur la quatrième de couverture, on peut lire : « Scanner, laser, échographie... Les médecins disposent d'équipements toujours plus sophistiqués. Mais est-ce suffisant ? Le corps n'est pas une machine, l'hôpital n'est pas un garage...

Face aux médecins "techniciens", le Dr Siegel met l'accent sur le rôle essentiel de l'affectivité dans l'évolution d'une maladie. S'appuyant sur des cas réels, il démontre que la passivité d'un patient est souvent plus destructrice qu'un virus, alors qu'une relation chaleureuse et un climat de confiance entre praticien et malade accélèrent la guérison. »

Je me permets une dernière citation de cet homme : *« le diagnostic n'est pas le pronostic »*. Je la fais mienne car c'est justement une des raisons qui font de l'ostéothérapie, une réponse à *« pourquoi j'ai mal ? »*.

L'hebdomadaire *Le Point* dans son n° 1967 (27/05/2010) consacre sa Une au mal de dos. Le dossier fait onze pages. Je retiens les propos d'un éminent rhumatologue de l'Hôtel-Dieu à Paris : « Comme dans beaucoup de mécanismes de la douleur, nous ne savons pas pour le dos ce qui fait mal ou rarement. Il n'y a pas de parallélisme entre ce que l'on voit au scanner ou à l'IRM et l'intensité de la douleur. Il faut être prudent sur ce que l'on fait dire aux images. L'imagerie est faite pour éliminer des choses graves, un cancer, une infection, une fracture… pas pour révéler les causes d'une douleur. On va trouver un disque abîmé, ça n'explique pas forcément le mal de dos. D'ailleurs les antalgiques très puissants ne marchent pas forcément bien, preuve que le mécanisme de la douleur est méconnu». Cet article confirme, je cite: «en fait beaucoup de fausses idées circulent sur le mal de dos».

Pour conclure ce chapitre, je rebondis sur ces dernières lignes. Oui beaucoup de fausses idées circulent et beaucoup de diagnostics sont terrifiants dans leur condamnation. Nous sommes nombreux heureusement à tenter d'apporter une réponse à cette fameuse question: pourquoi j'ai mal?

Je respecte les réponses de mes confrères mais pour moi, et j'espère que ces pages vous auront éclairés, nous avons mal pour une raison fondamentale: parce que le bassin, par son déséquilibre, empêche le cadre osseux d'être en place idéalement dans l'espace. Trop peu de professionnels de santé reconnaissent l'importance stratégique de cet équilibre du bassin.

> L'ostéothérapie identifie la cause du mal et permet la résolution des douleurs car elle les traite là où elles se cachent, dans les tissus même, les muscles, les aponévroses, les ligaments et les os. Toute la mémoire traumatique est inscrite dans les fameuses attaches, et leurs terminaisons nerveuses sont le réceptacle de la douleur.

Le rééquilibrage du bassin, que certains professionnels de santé n'utilisent pas comme outil thérapeutique, permet au cadre osseux de se repositionner dans sa forme initiale, et la souplesse et la liberté qui en découlent, facilitent la pérennité des soins par le MPO.

Je précise également que ce déni de l'importance de l'équilibre du bassin, ajouté aux manipulations périphériques que certains thérapeutes pratiquent de manière répétée plonge le corps dans le risque de la laxité, et génère une dépendance aux soins.

Pourquoi nous avons mal ? Parce que nous vivons une somme d'émotions incroyables (positives comme négatives) dans des vies stressantes et polluées et dans des corps tordus ! Bancal à la naissance pour certains mais personne ne s'en aperçoit ou si peu, déséquilibrés depuis l'âge de 10 ans mais on met ça sur le dos de la croissance (elle a bon dos !), à 18 ans en tout cas, nous sommes tous à la même enseigne, le soma est sur les starkings blocks pour enclencher les pathologies et les douleurs dues aux chocs émotionnels, psychosomatiques ou affectifs enfouis.

PARTIE II

LES APPLICATIONS DE LA MÉTHODE BOUNINE

Les trois âges

La croissance a souvent eu «bon dos» pour justifier des douleurs exprimées par nos chères têtes blondes, c'était devenu presque un lieu commun en matière de diagnostic. Heureusement aujourd'hui les parents sont plus attentifs à la souffrance de leurs enfants, ou ont une écoute plus affinée. Nos parents, comme ceux de ma génération, n'avaient pas reçu à l'âge de l'enfant autant d'attention et d'explications sur les maux du corps que les générations actuelles.

Aujourd'hui, un enfant qui souffre est déjà un enfant en déséquilibre au niveau du bassin. Bien sûr, on peut arguer que son corps changeant sans cesse, (la croissance !) les douleurs peuvent partir pour réapparaître ailleurs ou bien plus tard mais en réalité si rien n'est fait à cette période précise de l'enfance pour remettre en équilibre cet espace stratégique, on lui ouvre une autoroute de pathologies plus ou moins douloureuses pour les décennies à venir.

À l'exception de la luxation congénitale, maladie qui est par définition diagnostiquée dès la naissance mais qui ne touche qu'un faible pourcentage de la population, la grande majorité des individus connaît ce que j'appelle les trois âges, trois époques identifiées, de la vie de leur corps.

– *La première*, c'est le temps de l'équilibre, celui qui existe à la naissance et dure selon les individus plus ou moins longtemps. C'est la période pendant laquelle prédominent la liberté, la souplesse et l'insouciance du corps pour 99 % des individus jusqu'à la chute ou l'incident, qui sera l'élément déclenchant de la pathologie.

– *La deuxième*, c'est l'apparition du déséquilibre. Il n'y a pas toujours de douleur associée à des symptômes, donc ce déséquilibre n'est pas encore arrivé à la conscience de la personne ni de son entourage familial et/ou médical. Il est apparemment bien vécu car à ce stade, le corps est d'ores et déjà entré dans un mode de compensation. Le processus de tricherie, comme je l'appelle, est subtilement enclenché. Toutefois, certains peuvent commencer à s'en plaindre, et la sentence qui incrimine la croissance sera prononcée !

– *La troisième*, c'est le temps de l'expression de la souffrance ! C'est la décompensation. Le corps n'accepte plus de tricher et envoie des signaux d'appel qui peuvent être permanents ou ponctuels.

Beaucoup de patients ne consultent à cause de douleurs, que la cinquantaine passée car le corps a cette capacité extraordinaire de nous leurrer grâce à son élasticité. C'est pour cette raison que la prévention n'est pas de fait inscrite dans l'ordre des choses.

Autant la deuxième étape peut être longue pour certains, autant la troisième peut apparaître très précocement selon certains cas.

À l'exception des enfants qui présentent une luxation congénitale, pour ceux qui, avant l'âge de 10 ans ont déjà un décalage avéré, celui-ci est essentiellement dû à des chutes. Ces chutes vont entraîner une déformation qui, elle, va déclencher un système de compromission, qui plus qu'une adaptation au déséquilibre sera en réalité déjà une triche. Cette triche sera plusieurs années après, la cause de symptômes aggravés.

La période qui se situe entre 10 et 18 ans est assez longue mais surtout bien souvent dense, car c'est une tranche d'âge à la fois dynamique par rapport à l'énergie exprimée physiquement dans les activités sportives par exemple, et concomitamment au tsunami, provoqué par la puberté !

Jusqu'à l'âge adulte, par prévention et dans le but de participer à la réduction du déficit abyssal de la Sécu, il serait bien d'avoir un examen palpatoire pour tous à la naissance, à cinq ans, à dix ans et à dix-huit ans. Cette prévention éviterait bon nombre d'arrêts de travail pour cause de lombalgie dans les années dites adultes.

Pour information cela ne fait que vingt ans qu'il existe un examen de mobilisation des hanches (en abduction) et un examen radiologique pour les enfants à leur naissance.

Ainsi tous ceux qui aujourd'hui ont dix ans et plus, n'ont jamais eu ni à la naissance ni depuis, un examen de leur bassin !

Heureusement, maintenant en Europe, l'examen des hanches est systématique pour tout nouveau né. Et l'on sait qu'en cas de déséquilibre, le traitement proposé est le lange et la ceinture de contention à partir des hanches.

Quelques chiffres :

– Moins de 1 % de la population est bancal à la naissance.

– 100 % des patients ont un bassin en déséquilibre à la première consultation à mon cabinet. (Je reçois en moyenne 13 patients par jour depuis 20 ans)

– À 18 ans, tout le monde est bancal…

Une question se pose : si à la naissance, le bassin est en équilibre, peut-il le rester à vie ?

Ma réponse : *a fortiori* non. Je le constate d'une manière empirique dans mon quotidien professionnel. C'est pourquoi il me paraît juste et important d'en porter témoignage afin que les consciences s'ouvrent à une prévention qui deviendra alors le meilleur des anti-virus et, pourquoi pas, participerait potentiellement à réduire les dépenses de santé.

CHAPITRE 6

L'ORTHOPÉDIE INFANTILE

Aujourd'hui la médecine propose à la naissance une radio des hanches et une mobilisation manuelle qui consiste en un écartement et une rotation des hanches vers l'extérieur appelé test du ressaut. Il n'est pas prévu d'observation du bassin. Si l'enfant ne présente aucun problème, il n'est pourtant pas proposé aux parents de faire des auscultations préventives durant sa croissance et jusqu'à la fin de sa puberté.

A. Les pathologies à la naissance

LE TORTICOLIS CONGÉNITAL

Dans le cadre de cette pathologie, je garde le souvenir d'un petit Thomas âgé de quatre ans et demi qui m'avait été amené par sa mère car il souffrait de torticolis à répétition. Au bout de quelques minutes, ensemble, la mère m'apprend qu'il souffrait d'un torticolis congénital à sa naissance. Elle pensait que les massages qui lui avaient été prescrits pour sa nuque dans ses premières semaines de vie avaient suffi à le libérer. Je lui ai expliqué l'analogie de l'ordinateur. Tant que le bassin de cet enfant n'aurait pas été remis en équilibre, le travail même positif des massages sur la nuque ne permettait pas de déprogrammer le *bug* inscrit dans le corps de cet enfant. Ce passé plombait son présent et cela expliquait parfaitement la récurrence des maux qu'il subissait.

Cette séance a permis de le libérer. Par la suite, j'ai revu la mère en consultation pour elle-même, elle était touchante de reconnaissance pour son enfant enfin délivré de cette souffrance.

Un autre cas fut celui d'un bébé d'un mois et demi amené par sa mère et sa grand-mère maternelle. Cet enfant souffrait de reflux gastriques. Sa mère m'avait affirmé qu'à sa naissance, les tests des hanches avaient bien été effectués et s'étaient avérés négatifs. Je lui propose, malgré cela, de vérifier le bassin, connaissant les interactions entre le diaphragme pelvien et le diaphragme thoracique ou respiratoire. Bien m'en a pris car ce bébé présentait déjà une inclinaison d'un cm à droite ! Cette réalité me fait l'interroger sur ses habitudes de couchage, la mère témoigne alors que la tête de son enfant est toujours tournée vers la droite. Je lui ai alors travaillé son bassin ainsi que sa nuque et à la fin de la séance ce bébé tourna sa tête du coté gauche de la table où se trouvait sa grand-mère.

Cette séance a permis de gagner plusieurs mois de déformation et cet enfant a été épargné d'une plagiocephalie (ou tête plate).

LA LUXATION CONGÉNITALE DE HANCHE

La luxation congénitale correspondrait à un véhicule qui sortirait d'une chaîne de montage avec un mauvais châssis ! (chapitre 2).

Pour moi, la cause de cette pathologie vient en partie du plancher pelvien (le bassin) qui ne reposerait pas correctement sur les deux têtes fémorales[1]. Cela signifie que le bassin vit une

1. Articulation entre les os iliaques et les têtes de fémur.

torsion déclenchée par les articulations sacro-iliaques et la symphyse pubienne[1], ne permettant pas aux deux têtes de fémur d'être coiffées d'une manière harmonieuse et symétrique.

Les hasards de la sérendipité font que je reçois deux jeunes mamans accompagnées chacune de leurs bébés de deux mois à un jour d'intervalle !

Bien que la mère du premier m'ait dit que tout allait bien pour son bébé et qu'elle venait consulter pour ses problèmes de dos à elle, je lui ai proposé d'ausculter son petit à la fin de sa consultation. Il avait en effet eu une radio et un test du ressaut des hanches[2] qui semblait signifier que tout allait bien. Quand je l'ai observé, j'ai constaté qu'il présentait une bascule de son bassin d'un centimètre, ce qui est très important à ce stade de la vie. Il n'avait pas été palpé lors de visites médicales, donc son bassin n'avait eu aucun bilan manuel.

Le deuxième bébé n'avait pas eu de radio alors que la mère est issue d'une famille à risque, étant née elle-même avec une luxation congénitale. En revanche, il avait eu un examen palpatoire de la pédiatre de la maternité, qui avait révélé que tout allait bien, ce que je lui confirmai.

Ces deux cas nous prouvent l'indispensable nécessité de la palpation manuelle et sa fiabilité.

Ces exemples sont deux parmi d'autres. Mais attention, un manque de ressaut (= bonne santé) ne signifie pas pour autant que le bassin est en place. Il faut rester vigilant. Car ces bébés qui ont un bassin incliné et qui passent au travers de ce test pourraient être, dans les années de leur enfance, atteints de rhume de hanche ou de scoliose. Ils véhiculeront

1. Articulation dans la partie antérieure du bassin au niveau du pubis.
2. En mettant le bébé sur le dos, ce test consiste à écarter les deux genoux vers l'extérieur et vers le plan de la table d'examen. S'il y a un ressaut, cela signifie que la hanche est luxée.

également en eux, potentiellement, les indicateurs d'un futur lombalgique.

LE PIED-BOT

Les enfants que j'ai pu observer en parallèle de leur traitement orthopédique et kinésithérapique présentaient également une inclinaison de leur bassin. Parfois cette pathologie est bilatérale mais toujours accompagnée de la dite inclinaison.

Il est difficile de concevoir qu'un nourrisson, considéré comme souple à la naissance, puisse présenter des tensions et rétractions musculaires si importantes. À l'auscultation, je note toujours un défaut de longueur de ces chaînes, ainsi qu'une tension dans les espaces intervertébraux d'où partent les racines nerveuses lombaires correspondantes. Le MPO va dans ce cas permettre une rééducation plus efficace, et des opérations chirurgicales moins lourdes.

LA COXA-VARA ET LA COXA-VALGA

Ces deux pathologies se situent au niveau du col fémoral dans son angulation avec le fémur. Dans le cas de coxa-vara, l'angle est plus fermé, la conséquence sera une modification de la longueur de jambe qui, dans ce cas, sera plus courte. Dans le cas de coxa-valga, l'angle est plus ouvert, donc la longueur de jambe sera plus longue.

À la naissance, cette pathologie peut être identifiée par un examen radiologique. C'est le cas d'un petit Martin à qui on détecte une coxa-vara. L'orthopédiste qui le suit avait programmé une opération après ses 10 ans. Son père, qui est un de mes patients me l'amène au cabinet. L'enfant a alors 6 ans, la différence de longueur des membres inférieurs est évaluée à 4 cm. L'auscultation aura montré une inclinaison de son bassin du même côté que la vraie jambe courte. La séance de rééquilibrage modifiera la différence de longueur des deux membres inférieurs. L'orthopédiste constatera en effet l'amélioration. De 4 cm, la mesure est passée à 2. Ce nouvel écart correspond en fait à la vraie différence de longueur des fémurs. Ce bénéfice allégera l'intervention chirurgicale.

B. Les pathologies de l'enfance et de l'adolescence

LE RHUME DE HANCHES OU SYNOVITE AIGUË TRANSITOIRE

Pour aborder cette pathologie, je prends le cas d'un rugbyman, scientifique, chercheur en chimie, Jean-Baptiste. Ce jeune homme est aujourd'hui bien dans sa tête et dans son corps mais cela n'était pas le cas en 1997 lorsque je l'ai rencontré pour la première fois. Il avait alors onze ans et devait être opéré dans un service orthopédique infantile d'un rhume de hanche. Heureusement nous avons pu faire deux séances avant la date de l'opération, et les résultats ont été tellement probants que celle-ci a été annulée. Le travail du plancher pelvien avait en effet permis à ses deux hanches d'être idéalement et identiquement recouvertes par le bassin.

Ce nouvel équilibre et la souplesse obtenue lui ont permis également de pratiquer pendant une dizaine d'années le rugby ! Aucun placage, aucun choc ne viendra entamer cet équilibre. Il mesure pourtant 1,92 m et pèse plus de 100 kg.

LA SCOLIOSE

Comme nous l'avions vu au chapitre 2, le corps-véhicule, l'attitude scoliotique et la scoliose correspondent à une déformation de la carrosserie sur un mauvais châssis.

Les chaînes musculaires n'ayant pas la même tension de chaque côté de la colonne, des inclinaisons et rotations de vertèbres en découlent. Les chaînes musculaires et les aponévroses sont comme les éléments de la carrosserie qui vont s'adapter au châssis et aux arceaux métalliques qui donnent sa forme à la voiture.

Redresser le châssis et la carrosserie va stabiliser l'évolution du mal dans un premier temps, et permettre ensuite des corrections notables. Plusieurs de mes patients sont aujourd'hui bien améliorés, voire délivrés. Il est clair que le traitement est d'autant plus performant que la pathologie est dépistée dans les jeunes années.

Un adulte dont l'ossature est fixée et définitive n'aura pas les mêmes perspectives de récupération qu'un enfant souffrant des mêmes déformations.

Charlotte a vingt ans aujourd'hui. À quinze ans, j'ai eu l'occasion de la traiter pour une scoliose. Cette scoliose a tellement bien évolué qu'à l'œil nu on ne pouvait imaginer d'où elle venait. Bébé en effet, elle avait eu de surcroît une luxation congénitale traitée par le lange en abduction[1]. Si ce traitement du lange en abduction protège les hanches à cet âge-là, il n'a pas vocation à redresser le bassin donc à les protéger d'autres pathologies.

En revanche, j'ai constaté que ce procédé du lange associé à un rééquilibrage du bassin avait une toute autre portée jusqu'à même prévenir un rhume de hanche, une attitude scoliotique ou une scoliose. Cette assertion aurait pu paraître osée si ce que j'ai vécu à travers les problèmes de Laurence ne m'avait pas éclairé sur ce point.

1. Pose d'une ceinture qui maintient les hanches en position horizontale.

Quand elle est arrivée à mon cabinet pour la première fois, elle souffrait d'une hernie discale lui provoquant depuis près de six mois une sciatique à gauche. Je lui ai fait mon bilan palpatoire pelvien et j'ai constaté 2 cm d'inclinaison à gauche ! Elle avait alors 22 ans. Deux ans auparavant, elle avait vécu du même côté une fracture de fatigue au genou gauche. Après interrogatoire, j'apprends qu'à 12 ans, elle avait porté un corset et avait dû faire une rééducation intensive pour une scoliose de 30°. En remontant plus loin encore, je découvre, qu'on lui avait diagnostiqué à la naissance une luxation congénitale et qu'elle avait dû porter un lange en abduction !

À elle seule, cette jeune femme avait cumulé toutes les pannes possibles, le sort s'acharnait sur son véhicule car à aucun moment son *châssis* n'avait été redressé.

LES SCIATIQUES

Dans le chapitre 3, nous avons évoqué notre mémoire centrale, le cerveau, associons maintenant le système nerveux. Il y a le système nerveux central et le système nerveux périphérique autrement dit les nerfs dont les sciatiques et les névralgies dépendent.

Parmi les exemples suivants, nous allons comprendre ces différentes interactions.

Chloé, une adorable petite fille de 7 ans et demi vient me voir accompagnée de sa grand-mère. Depuis l'âge de deux ans et demi, elle se plaint de ce que ses jambes sont lourdes. Sa grand-mère, que j'avais préalablement délivrée d'une pathologie lombaire, était du coup convaincue que cette enfant vivait un déséquilibre malgré son âge. En effet, à l'observation, la petite présentait bien sûr un bassin instable et un blocage de sa cinquième lombaire, combinaison à l'origine de ses maux. Les espaces sciatiques étaient bloqués des deux côtés et la résistance tissulaire était réelle et bien ancrée. En se levant de la table de soin, elle s'adressa à sa grand-mère, pour lui dire toute heureuse, qu'après avoir senti ses jambes fourmiller jusqu'aux pieds, celles-ci étaient maintenant légères et qu'elle n'avait jamais ressenti pareil bien-être !

Thomas. Il a 10 ans quand je le vois pour la première fois et souffre la nuit au niveau de ses deux mollets. Il pratique le judo et le football, deux sports qui sollicitent énormément la région du bassin. Une souffrance nocturne fait déjà penser, surtout si le corps est immobile, à des décharges nerveuses. Thomas récupère mal de ses nuits et ses notes scolaires en pâtissent.

Les diagnostics rendent responsables la croissance, un arrêt du sport est envisagé. Quand j'avance l'hypothèse d'une sciatique bilatérale, ses parents ont du mal à croire que cela puisse être possible à son âge. La palpation que je lui fais alors révèle une bascule d'un centimètre de son bassin avec une souffrance de la 5e lombaire et un blocage de ses deux nerfs sciatiques. La deuxième consultation, un mois après permit une consolidation de l'équilibrage de la séance précédente, et le résultat a été probant puisque cet enfant ne se réveille plus la nuit et ne souffre plus. Un an plus tard, ses parents me l'ont ramené par souci de prévention, heureux de voir leur fils délivré de ses souffrances et pouvant s'épanouir librement dans ses deux sports préférés.

Si ces deux enfants, n'avaient pas bénéficié de ce rééquilibrage de leur bassin, de longues périodes de rémission auraient jalonné leurs vies. La métamorphose de leurs corps aurait certainement joué un grand rôle sans que la cause puisse être trouvée pour autant.

Les exemples d'enfants, d'adolescents ou de jeunes adultes que je traite quotidiennement prouvent que plus le bon programme est vérifié voire corrigé jeune, plus le corps en bénéficie et tient dans le temps.

Pourquoi laisser nos jeunes souffrir sous couvert de la sacro-sainte croissance, alors que quatre séances préventives avant les 18 ans, espacées de 3 à 5 ans, éviteraient beaucoup de dégâts et de frais de santé et leur permettraient d'éviter les pathologies courantes liées à ce non-rééquilibrage, telles la lombalgie chronique, une insuffisance circulatoire ou des douleurs un peu partout, et de l'arthrose sûrement plus tard ?

Dans mes consultations, j'ai également pu observer que les enfants qui souffraient de la maladie d'Hacklund, qui touche le tendon d'Achille, ou de la maladie de Severe, qui touche le talon, souffraient aussi et en amont de blocage du nerf sciatique, lui-même généré par une inclinaison du bassin.

LA MALADIE D'OSGOOD-SCHLATTER

Un père de famille que je traitais pour ses douleurs liées à la pratique du tennis m'amène son fils de 13 ans, passionné de tennis également.

Il présente les symptômes de la maladie d'Osgood-Schlatter (affection du genou aussi appelée apophysose ou *ostéochondrose tibiale).* Sa manifestation est bilatérale car les deux genoux sont atteints (atteinte de l'attache du muscle quadriceps (tendon rotulien) sur la partie antérieure du tibia).

Les douleurs sont très invalidantes, et notre jeune adolescent se voit imposer un repos obligatoire jusqu'à arrêt de son sport fétiche. Quand il arrive au cabinet, je constate une saillie de l'attache plus volumineuse et douloureuse, et une bascule du bassin avérée. Les deux os iliaques sont en rotation postérieure et tirent sur les deux chaînes musculaires qui s'attachent aux tibias.

Le tennis, par essence, exige beaucoup de flexion et de fléchissement et à 13 ans, en pleine croissance, cette pathologie est assez fréquente. Trois consultations m'auront permis de supprimer la cause mécanique de l'inflammation et ce garçon, fou de bonheur, a pu reprendre ses entraînements.

L'ATTITUDE SCOLIOTIQUE

Toujours dans cette même famille-tennis, je reçois alors la sœur de 15 ans qui, elle, le pratique à haut niveau. Mais cette jeune fille combat une attitude scoliotique (et non une scoliose) pour laquelle un corset de nuit lui a été prescrit par un orthopédiste.

La pauvre doit également tenter de trouver un vain équilibre avec une semelle thermomoulée à utiliser pour le sport ,ainsi qu'une talonnette parce qu'évidemment le couperet de la «fameuse jambe courte» était tombé! J'ose à peine vous dire que le podologue avait mesuré les jambes en partant des crêts iliaques et non du sacrum et qu'il avait exigé qu'elle soit mise du côté opposé à la dite jambe courte.

La totale! En effet une talonnette mise de surcroît du mauvais côté accentue la bascule qui, évidemment, n'a pas été observée par ces deux professionnels de santé.

Comme pour son frère, il aura fallu trois séances pour la libérer. J'entends pour parvenir à éliminer la bascule du bassin, mais également la talonnette et le corset. Les résultats sportifs qui ont suivi l'ont récompensée de toutes ses souffrances endurées injustement.

LE SYNDROME FÉMORO-PATELLAIRE

J'accompagne une jeune danseuse, Magalie qui du haut de ses treize ans rêve d'une grande carrière. Elle est élève à l'école de l'opéra de Nanterre mais elle souffre d'un syndrome fémoro-patellaire (entre fémur et rotule) qui est une souffrance sur un cartilage par pressions et frottements répétés et prolongés.

Son bassin présente évidemment un déséquilibre (plus haut à gauche) et elle a développé inconsciemment la compensation suivante ; celle de plier son genou gauche pour imprimer une correction à la bascule, par protection inconsciente pour le dos.

Heureusement deux séances vont permettre de rééquilibrer, libérer, asseoir son dos et retendre son genou gauche. Cette chaîne va de fait décomprimer son cartilage. Le temps nous dira si cette enfant pourra «*faire de sa vie, un rêve et de ce rêve, une réalité*» (Saint-Exupéry).

Pour conclure sur cette orthopédie infantile, je recommanderai ardemment que tous les enfants aient au moins un bilan MPO à partir du premier mois et que celui-ci soit suivi d'autres bilans tous les 5 ans, jusqu'à la fin de la croissance.

CHAPITRE 7

LA RHUMATOLOGIE DE L'ADULTE

Comme nous venons de le constater ensemble, les enfants souffrent d'un vide de bilan du bassin entre leur naissance et leur entrée dans l'âge adulte ; n'ayant eu que l'examen des hanches à la naissance. Il en est de même pour les adultes avant d'entrer dans leur dernière tranche de vie. Il n'existe en effet qu'un deuxième examen de cette région des hanches ! Il se passe vers la soixantaine, mais seulement si des douleurs sont apparues à cet âge-là. Le constat, hélas tardif, révélera la présence d'arthrose, qui conduira inexorablement vers la prothèse. Les adultes qui passent en consultation MPO n'auront pas cette mauvaise surprise à 60 ans car le fait d'avancer en âge avec un bassin en équilibre est un gage de bonne santé, qui allie souplesse et solidité. Être en forme, c'est être dans sa forme.

Mais avant de passer les différentes pathologies de l'adulte en revue ; (liste non exhaustive,) je souhaite revenir sur cette question fondamentale : pourquoi le bassin est-il la clé de l'équilibre ?

Le bassin est au plan anatomique une enceinte osseuse qui forme un pivot entre les moitiés haute et basse du corps. « Du bassin vers le ciel », « du bassin vers la terre », « au centre du corps », il équilibre les domaines de l'action et de la création, avec le monde de la direction, au-dessus de lui, et celui du mouvement en dessous.

Par ailleurs, cette partie du corps abrite quantité d'activités liées à la vie. C'est avec le bassin que nous faisons l'amour, que nous donnons naissance à nos enfants. C'est aussi grâce à lui que sont protégés nos organes digestifs. Grâce à lui, nous digérons les aliments, éliminons les déchets. Toutes fonctions sont donc directement reliées à la sécurité, à la survie, à la communication, au bien-être et à la relation affective de tout être humain.

Sur le plan de notre dynamique physique, il constitue le centre du mouvement : c'est de cette partie du corps que part le mouvement des jambes et donc notre possibilité de tenir debout et de marcher sur notre propre chemin. Grâce à lui, nous sommes posés sur nos fondations et pouvons accéder à notre objectif.

Pour moi, le bassin représente également l'assise entre le masculin et le féminin. En cela, il est à l'image de notre relation avec nos parents. Quand il y a rupture d'équilibre dans sa ligne d'horizontalité, on constate bien souvent un contentieux affectif lié à « papa/maman » (choc, manque, absence, abandon, trahison…).

Arrêtons-nous aussi sur l'approche symbolique de trois composantes essentielles du corps humain : les os, les articulations et les muscles.

Le corps agit véritablement comme un ensemble ; comme un tout où chaque partie est liée aux autres. Chacune communicant avec l'ensemble, il y a là une véritable synergie, une vraie intelligence du corps. Résumons à trois les types de familles réunissant ces dernières composantes indispensables à la connaissance de l'ensemble.

Tout d'abord, **les tissus durs (os, dents).** Les os nous le savons, forment le squelette, charpente intérieure du corps, fondamentale et indispensable structure à la santé de l'ensemble. Les dents sont aussi indispensables à notre équilibre général. Le fait qu'elles soient constituées de 5 % d'eau, les rendent plus dures que l'os en tant que substance mais cette présence d'eau permet d'éviter l'usure dans les conditions normales d'occlusion.

Puis, **les tissus souples (muscles, peau, chair, organes, graisse, ligaments, nerfs)**. Ils sont en relation avec notre comportement psychologique et nos modèles de pensée. Pour preuve, constatez combien nos expériences et nos pensées affectent directement l'état de nos nerfs, de nos organes, l'état de nos muscles, de notre peau et de notre chair.

Enfin, **les fluides ou liquides (sang, eau, lymphe, urine,** appelés anciennement « humeurs »). Ils sont les ponts de nos émotions et de nos sentiments et veillent à leur répartition à travers notre organisme. La sémantique française l'exprime d'ailleurs à sa façon toujours subtile : « nous bouillonnons de colère », « nous débordons d'enthousiasme ou d'amour »…

Pour préciser le rôle symbolique de chacun, focalisons-nous à présent sur ces trois dernières entités : os, articulations et muscles.

Les os : le tissu osseux, extérieur et dur, compose donc une charpente forte et résistante sur laquelle se construit l'ensemble de notre être. Les os constituent par ailleurs la forme d'énergie la plus dense dans le corps physique ; comme les rochers dans la terre, ils offrent un support et un soutien. Ils permettent aux muscles de fonctionner qui, à leur tour, aident les fluides à circuler. De fait, tout problème osseux reproduit un conflit niché aux niveaux les plus profonds de l'être.

Prenons le cas des os cassés : si nos convictions deviennent trop rigides et limitées, notre mouvement physique les reflète invariablement. Un os brisé figurera une personnalité trop inflexible ; attitude qui provoque une résistance à la circulation de l'énergie. Or, quand il y a résistance au mouvement, il y a risque de cassure. Un os brisé indiquera donc invariablement une profonde division ou un conflit au cœur de notre être. Il nous posera également deux types de questions : Qu'est-ce que cet os brisé m'oblige à cesser de faire ? ou encore, que m'apporte le fait d'être immobilisé ?

Les articulations : nous l'avons vu plus haut, elles joignent les pensées et les sentiments au mouvement et à l'action. Elles nous permettent de nous mouvoir, soit avec grâce et aisance, soit par des mouvements saccadés ou décousus selon notre attitude psycho émotionnelle. Elles offrent enfin une stabilité et un équilibre à l'ensemble du corps.

L'inflammation de ces articulations est liée au mouvement et à la communication. Elle signifie une peur de l'avenir ou une appréhension face aux événements quels qu'ils soient. Elle témoigne également de l'accumulation de colères, d'émotions ou encore une incapacité à verbaliser ce que nous ressentons réellement. Autrement dit, pour les soulager ne faudrait-il pas davantage de pardon, d'acceptation ou d'amour de soi ?

Des articulations rigides deviennent par définition inutiles, avec pour conséquence première la perte de la relation entre la pensée (ou l'émotion) et l'expression. Soit l'incapacité d'exprimer ses sentiments les plus profonds. Cela ne dévoilerait-il pas un manque de liberté ? Ou pourquoi pas un attachement à nos vieilles manières d'être, à nos vieux schémas ?

Les muscles : «*ce que tu penses, tu le crées*» nous enseigne Einstein. Donc, à le suivre, nous devenons ce que nous pensons, ou encore, qui nous sommes devenus nous permet de savoir ce que nous avons pensé !

Les souvenirs du passé, les conflits, les expériences et les sentiments se répartissent tous dans les tissus souples.

Les muscles s'articulent avec les os pour donner un mouvement ; ils stimulent dans le même temps la circulation sanguine, la digestion, le processus de respiration et apportent de la chaleur.

Ils absorbent les tensions et les sentiments, et y réagissent. S'ils ne sont pas suffisamment détendus à la suite d'un excès de stress, la tension s'accumule et provoque de profonds dégâts qui pourront se révéler bien plus tard.

Les muscles reflètent les expériences passées, les traumatismes et les conflits qui donnent le ton à nos comportements présents. Par exemple, la colère froide, la peur ou le chagrin créent une sorte d'armure corporelle, qui a pour effet de bloquer et de retenir les sentiments, enfermant la musculature dans des positions immuables.

Comme le corps est affecté, la posture physique renforce les modèles psychologiques. Si cela perdure, les muscles se figent dans une forme immuable. Ainsi, une attitude dépressive ou craintive se construit au sein de la structure physique, laquelle maintient à son tour le comportement mental.

Pour apporter un changement, nous avons besoin de travailler sur les deux aspects à la fois – libérer la structure physique et le modèle psychologique.

Prenons le cas de la crampe musculaire. Elle se produit quand les muscles se tendent et ont un spasme. Cela fait d'elle l'indicateur précis d'une difficulté psychologique. En général, ce sont essentiellement des difficultés à se départir d'une angoisse, d'une peur ou d'une douleur intérieure. Il s'agit de quelque chose que nous gardons en le maintenant serré (...dans notre crampe).

Aurions-nous peur de ce qui se passerait si nous lâchions prise ? Aurions-nous peur d'aller de l'avant ou bien peur de ce qui risquerait d'advenir ?

N'hésitez surtout pas (dans ces moments assez douloureux d'ailleurs), de rechercher ce que vous essayez de retenir à travers votre crampe.

Quant aux douleurs musculaires, elles révèlent une souffrance ou un désir à l'égard de quelqu'un, un profond désir de mouvement ou de changement, mais également une résistance intérieure à cette évolution. Là encore, n'hésitez pas à faire une petite introspection pour tenter de trouver ce qui vous retient... La partie de tennis annuelle avec « un vieux copain de pension » n'en est pas nécessairement la cause exclusive !

Les mouvements physiques nous permettent d'exprimer nos émotions. Si nous ne pouvons pas bouger, nos émotions peuvent s'immobiliser et se stocker, et les plus pressantes chercher un moyen de s'exprimer à travers la douleur. Faire quelques mouvements avec nos muscles et nos articulations ne nous aide pas seulement à les soigner, mais permet également la libre circulation de nos sentiments.

La douleur peut entièrement nous accaparer et, lorsqu'elle est en nous, parvenir parfois à nous faire perdre le lien avec celui ou celle que nous sommes. Les méthodes de relaxation, de méditation, la prière ou encore la respiration peuvent être pratiquées pour soulager, adoucir et libérer les restrictions et les résistances. Ces méthodes nous permettent ensuite de voir au-delà de notre douleur.

Pour conclure ce « balayage » symbolique, interrogeons-nous sur la signification des déchirures musculaires et des problèmes de tendons. Les tendons reliant les muscles aux os ne symbolisent-ils pas nos attitudes et nos tendances ? Conflit mental ou conflit de valeur, ne provoquent-ils pas de douloureuses déchirures intérieures ?

Le dos constitue une partie de notre anatomie que nous ne voyons pas… ceci est une évidence certes, mais au-delà de cette lapalissade, acceptons-nous l'idée que nous stockons là, peut-être inconsciemment, les difficultés ou les sentiments dont nous ne voulons pas, ou plus, entendre parler et que nous préférons garder hors de notre vue ? Et si nous avons des douleurs dans le dos, ne s'agirait-il pas de quelque chose que nous nous refusons de voir et qui, par ailleurs, réclame notre attention en nous faisant souffrir ?

J'entends parfois dans les propos de certains patients : « *j'ai un mauvais dos* », comme si ce dos avait commis quelque chose de mal ! Mais est-ce le dos qui est mauvais ou l'énergie que nous y avons bloquée ?

Le dos, c'est également le pilier de notre être. Il nous soutient comme il nous donne force, droiture et dignité. Nous pouvons nous lever et marcher la tête haute, comme nous pouvons être courbés et plier sous le poids de notre fardeau…

La responsabilité de « gagner sa vie », de « porter son poids », d'être la « colonne vertébrale » de la famille, de « se tenir », représente autant « d'obligations » qui s'apparentent aux questions de survie et qui restent toujours en résonance avec les maux de dos. « On ne me supporte pas », « on me laisse tomber » sont, elles aussi autant de pensées qui, à terme, se traduiront par une douleur ou une faiblesse dorsale…

« Un dos brisé » indiquera souvent un conflit profond avec notre objectif de vie ou notre place dans la vie. Dans ce même esprit, un disque intervertébral, considéré à juste titre comme un amortisseur déplacé, mis en résonance avec un sentiment réprimé, et dont la substance gélatineuse, sa protection, ne pourra plus aussi bien supporter le poids de l'épine dorsale, ce disque donc, provoquera une hernie.

Quant aux contractions ou douleurs musculaires, véritables traînées de poudre, ne supposent-elles pas simplement une certaine rigidité dans nos comportements, une certaine résistance ?

Si enfin nous souffrons d'une mauvaise posture, peut-être devrions-nous nous interroger sur notre position dans le monde. « Est-ce que je me tiens droit ou suis-je courbé sur moi-même ? »

A. Les douleurs de la région lombo-pelvienne (lombaires-bassin-hanches)

LA LOMBALGIE

La lombalgie, ou douleur de la région lombaire, représente la pathologie la plus commune de notre profession. À cela plusieurs raisons évidentes. La description anatomique montre clairement que cette partie du corps forme les premiers étages vertébraux au contact immédiat de l'inclinaison de la base du sacrum (notre plancher sacré).

Il y a là cinq vertèbres concernées et affectées statistiquement selon un ordre décroissant de la 5ᵉ à la 1ʳᵉ lombaire et s'adaptant plus ou moins bien à cet affaissement du plancher sacré.

Entre chaque vertèbre, les disques, on le sait, tels des pneumatiques amortisseurs, peuvent souffrir à leur tour. Et le disque L5/S1, entre la 5ᵉ lombaire et la 1ʳᵉ sacrée, situé au contact direct de l'inclinaison, s'étiolera le premier.

C'est à ce niveau que se créera une sorte d'adaptation au déséquilibre du bassin. Une adaptation qui, *in fine*, se récupérera dans l'horizontalité de la 2e lombaire.

Dès lors, la région lombaire compensera cet affaissement du plancher durant de longues années.

Chaque pas, chaque effort provoquera un travail plus intense des étages discaux et vertébraux; les noyaux des disques n'étant plus de toute évidence en position centrale, ni les vertèbres alignées. Et il faudra parfois des années pour que se révèlent lombalgies et sciatiques.

Ainsi, comme décrites précédemment, certaines douleurs chez l'enfant, trop souvent associées au phénomène de la croissance, sont en réalité des souffrances annonciatrices de ces pathologies futures.

LE LUMBAGO

Il s'agit d'un blocage brusque du bas du dos obligeant la personne au repos. C'est un spasme musculaire du muscle psoas qui va déclencher et fixer ce blocage.

Ce muscle, véritable muscle « poubelle » de l'organisme, se gorge de toxines et se contracte en rapprochant ses attaches. Partant des lombaires, il forme avec le muscle iliaque fixé à l'os du même nom le muscle psoas iliaque.

Lors d'un spasme, il se raccourcit et se rapproche de son attache fémorale, d'où l'aspect souvent tordu et caractéristique des patients.

Ce qui m'interpelle à propos de ces lombalgies, c'est la plus grande facilité à soigner les cas aigus que les chroniques, à l'exception bien sûr des cas plus sérieux comme les lombalgies aiguës avec hernie discale.

Les patients, victimes de pathologies aiguës où les blocages surviennent de façon plus épisodique, savent ce que signifie

« aller mal » et « aller bien » car les périodes de douleurs se ponctuent de temps de rémission.

Cette méthode MPO qui parvient à supprimer ces blocages leur apporte un grand soulagement, bien sûr, et va pérenniser également leurs périodes de rémission. De fait, ils n'ont aucune difficulté intellectuelle à accepter d'aller mieux !

A contrario, ceux qui souffrent d'un mal chronique restent plus difficiles à appréhender, voire à convaincre. À leur décharge, ils ont un passif supplémentaire. Ils ont dû pour la plupart suivre de nombreux traitements, cela sur de longues périodes, et craignent de ne plus pouvoir s'en défaire. En résumé, ils subissent ce que l'on appelle « le mal du siècle ». Ce sont souvent des gens dont le mal, permanent depuis de trop longues années, finit de désespérer, car aux douleurs lombaires s'ajoutent celles de leur mobilité dans leur vie quotidienne. En effet, lorsque la région lombaire souffre d'un déséquilibre ou d'une bascule, d'autres douleurs sont malheureusement envisageables : douleurs vertébrales bien sûr, douleurs fessières, douleurs de hanche ou encore douleurs du sacrum.

Pour les aider à « sortir » de cette spirale infernale, il faut non seulement repositionner leur base, mais leur redonner confiance et espoir en un mieux-être possible. Ce sont des personnes résignées, *buggées* pourrait-on dire. *Buggées* par elles-mêmes, car si leur conscience aspire à un mieux-être, leur inconscient, lui, ne leur donne plus la force d'accepter les solutions potentielles, minées qu'elles sont par les échecs renouvelés de leurs tentatives successives. En outre, il faut ajouter à cela d'autres types de bugs tels que les culpabilités issues des sentences toutes faites, que j'ai d'ailleurs moi-même véhiculées puisque parfaitement intégrées à ma formation de kinésithérapeute, du genre : ne pas avoir d'abdominaux, être cambré, etc.

Tant d'interdits sont imposés à ces lombalgiques, alors que ce livre montre comment ces mêmes personnes pourraient réellement envisager d'enfourner leur pain, de prendre un bébé dans son berceau, de faire de la planche à voile, de retrouver une sexualité épanouie etc.

Vivre libre dans son corps, dans son dos, n'est-ce pas vivre en homme debout, confiant dans ses possibilités.

LA SCIATIQUE

La lombosciatique associe des douleurs lombaires et des irradiations sur tout ou partie du trajet du nerf sciatique, derrière la fesse et derrière, ou sur le côté du membre inférieur et jusqu'au pied, au niveau du talon et du gros orteil. Elle résulte d'un pincement intervertébral ou d'une atteinte au niveau des articulaires postérieures des vertèbres ou encore, d'une protrusion (premier stade d'une hernie discale) ou hernie discale entre les corps vertébraux.

La sciatique peut se manifester, disparaître et réapparaître dans le temps, comme elle peut être permanente et d'intensité plus ou moins importante. Dans tous les cas, une réversibilité est possible.

Quant à la sciatique paralysante, elle atteint un stade pathologique qui implique une urgence opératoire. Dans ce cas précis, le noyau discal qui saille de l'espace intervertébral est trop délogé et ne peut plus être réintégré. Il arrive parfois qu'il en soit même complètement exclu.

Certaines douleurs sciatiques se manifestent par des douleurs qui semblent musculaires, ou affectant la partie d'un membre. Dès lors, l'origine sciatique peut passer inaperçue.

À ce titre, le cas du golfeur José Maria Olazabal, et de son pied pour lequel aucune investigation au niveau du dos n'avait été pratiquée, est resté célèbre. C'est un ostéopathe allemand qui l'a soigné et guéri comprenant que tout émanait de son dos.

Je pense à un autre de mes patients, un danseur professionnel âgé de 25 ans lorsqu'il arriva pour sa première consultation. Il danse depuis qu'il a quatre ans. À onze, il a officiellement une scoliose. Engagé dans une compagnie à dix-neuf ans, il danse sans souffrir pendant cinq années jusqu'au moment où une douleur fulgurante le terrasse, il était alors en train de porter bras tendu une danseuse et un mouvement pivotant déclencha une sciatique térébrante dans sa jambe droite. Le diagnostic est sans appel: sciatique par hernie discale avec exclusion du noyau (nucleus pulposus) dans l'espace intervertébral L4/L5 du côté droit. Un traitement dans un service de neurochirurgie lui fera du bien pendant un temps mais les douleurs reviennent. C'est alors qu'il arrive au cabinet. À la palpation, son bassin présentait une inclinaison à droite de 2 cm entre les deux épines iliaques, le sacrum n'était donc plus horizontal.

Ni à 11 ans, ni à 19, son bassin n'avait été considéré. De fait quand il a eu à porter plus de 50 kg c'était plus que son mât vertébral pouvait en supporter avec un plan incliné qui n'était plus une base ou un plateau sacré depuis longtemps. Les soins qu'il avait reçus portaient sur L4/L5, la hernie étant comme le dit l'expression, *l'arbre qui cache la forêt.* Les deux étages L5S1/S1S2 avaient toujours été ignorés. Après trois séances, il reprendra son métier avec l'espérance retrouvée de l'exercer longtemps.

Dans le domaine des sciatiques, j'ouvre une parenthèse sur la tendinite du moyen fessier. Pour moi en effet le traitement est identique, seules diffèrent la gravité et l'étendue des symptômes. Pour la sciatique les symptômes douloureux vont jusqu'à la jambe et parfois jusqu'aux pieds alors que pour l'autre, ils s'arrêtent à la fesse au niveau du bassin. La tendinite du moyen fessier peut donc être vue comme une manifestation d'une sciatique tronquée.

LA CRURALGIE

Cette souffrance signale une atteinte du nerf crural par pincement ou protrusion à l'étage L3/L4 et peut présenter les mêmes degrés de gravité que la sciatique. Elle se manifeste dans la partie antérieure de la cuisse.

LA HERNIE DISCALE

Cette pathologie dans l'esprit de l'analogie au véhicule (cf. chap. 2), correspondrait à l'expulsion d'un *silent block.* Imaginez que vous ayez chargé sur la galerie de votre véhicule une charge lourde sur un châssis défaillant. Le disque comparable à un *silent block* entre deux pièces motrices est mis en porte à faux et se retrouve exclu. Je cite comme exemple d'hernie discale le cas d'un militaire et vous livre *in extenso* son témoignage :

« *Je m'appelle François. Je suis militaire depuis treize années dans les Forces Spéciales Terre. Notre métier exige une très bonne santé et surtout un dos parfait compte tenu des activités physiques considérables que l'on nous impose comme le saut en parachute et les marches avec des sacs atteignant parfois 60 kg. Sans compter le sport quotidien.*

En août 2007, après plus de 70 sauts effectués en dix jours à peine, je ressentis des douleurs au niveau du bas du dos et de ma fesse. Je suis alors allé voir un médecin militaire qui me prescrivit des anti-inflammatoires, antidouleurs et autre relaxants musculaires. Les douleurs s'estompèrent et je continuais alors mes activités normalement (sauts, sortie terrain...). Une fois le traitement terminé les douleurs revinrent très rapidement et plus aiguës. Le médecin me prescrivit un traitement plus lourd à base de cortisone. Ce fut également un échec car les douleurs restaient tenaces. Je fus alors dirigé vers plusieurs kinésithérapeutes et autres ostéopathes. Les effets étaient bénéfiques mais éphémères.

En décembre 2007 après un saut en parachute, une réelle douleur est survenue, me paralysant quasi la jambe droite. Je fus hospitalisé. Après plusieurs radiographies, scanners et échographies, on me diagnostiqua une sciatique ainsi qu'une hernie discale côté droit. Je fus mis alors sous perfusion et traitement médicamenteux. Une semaine plus tard, je suis ressorti avec un traitement et une opération fut envisagée par mon médecin. J'ai alors continué à être suivi par un kiné mais toujours sans succès. C'est alors qu'on m'a recommandé Nicolas Bounine. Étant désespéré, voyant mes aptitudes militaires s'envoler, je me dirigeais vers lui.

Le 25 janvier 2008, j'arrive à son cabinet. Il me remit le bassin en place car celui-ci était déplacé de 2 centimètres. J'y suis alors retourné deux fois supplémentaires pour que ma guérison soit complète.

Au mois d'avril 2008 je suis parti une semaine effectuer des sauts en parachute. Le 19 avril, dès le deuxième saut après une ouverture basse je me suis retrouvé sous deux voiles communément appelés voiles miroirs à 300 mètres d'altitude. Ma descente fut très rapide pour ne pas dire mortelle. Je percutais la terre à une très grande vitesse (environ 90 km/heure). Je ne pouvais plus bouger et je ne sentais plus mes jambes. Je me suis cru paralysé. Les secours arrivèrent très vite et je fus emmené à l'hôpital le plus proche. Après plusieurs radiographies, on ne me diagnostiqua aucune fracture mais seulement des contusions et des contractures musculaires. Ayant après cet épisode de véritables douleurs au dos, je suis retourné auprès de Nicolas Bounine. Celui-ci me traita à nouveau et me remit sur pied une fois de plus.

Grâce à ses soins, j'ai pu repartir en mission à l'étranger dès le mois de juin qui suivit. Depuis, j'ai effectué deux autres missions sans aucun souci au niveau du dos. Je cours, pratique la musculation, saute en parachute et effectue mes exercices militaires exigeants comme avant sans plus aucune douleur. J'y retourne deux fois par an. »

Pour moi, ce personnage hors du commun entrerait dans la catégorie 4x4 si Markus Fuchs ou Arnaud Tournant (cf. chap. 9) devaient entrer dans la catégorie Formule 1.

En conclusion, je vous décris deux cas parlants à plusieurs niveaux. Deux femmes trentenaires, grandes en taille et bien charpentées. Elles font deux métiers de contacts. L'une est institutrice et s'occupe donc de la première tranche de vie, la seconde est infirmière et s'occupe de nos anciens. Dans ces deux sphères professionnelles, il y a engagement physique : se pencher vers l'enfant, aider le vieillard à se lever, à s'asseoir, à se coucher etc.

Les deux ont eu une luxation de hanche à la naissance avec le traitement similaire de la ceinture de contention. Adultes, elles ont souffert de lumbagos (blocages aigus du dos), de lombalgies (avec souffrance lombaire sur de longues durées) et de sciatiques à répétition avec à l'IRM une hernie discale. A l'une d'elles il avait même été asséné la sentence que la grossesse était synonyme de danger !

Aucune n'avait fait de bilan du bassin malgré les antécédents de naissance et les problèmes de dos. Aujourd'hui après plusieurs séances, elles ne souffrent plus dans l'exercice de leur métier, elles ont repris des activités sportives, et l'une d'elles vit le bonheur de la maternité sans souffrance. Son accouchement qui, en revanche, avait fait bouger le coccyx et le sacrum, a nécessité une séance adaptée à cette situation et tout est rentré dans l'ordre.

LA PUBALGIE

La pubalgie est une pathologie inflammatoire des tendons (attaches musculaires) au niveau du pubis, à la partie antérieure du bassin.

Cela peut concerner les abdominaux (droits et obliques) et/ou les adducteurs (muscles de la partie interne de la cuisse). Les individus les plus touchés sont les sportifs qui pratiquent un sport asymétrique à un rythme soutenu (football, tennis...).

Cette affection, nécessitant des soins et du repos, oblige inévitablement à un arrêt momentané de la pratique sportive, quand il n'est pas question d'opération.

Sur les plans anatomique et physiologique, on constatera deux déséquilibres : celui du bassin et celui entre les musculatures antérieure et postérieure du corps.

Si le corps est comparé à un arc allant de la tête au pied (de profil), on voit que le pubis, qui figure la poignée de l'arc, pointe vers l'avant. La corde de l'arc qui correspond à la musculature du dos devient très tendue. De même la musculature postérieure des jambes (les ischios-jambiers) est aussi rétractée.

Quand l'arc se courbe, les deux extrémités de la chaîne postérieure du dos se rapprochent laissant le pubis partir vers l'avant, celui-ci ne pouvant plus être retenu par les adducteurs et les muscles de l'abdomen.

La pathologie naît donc de ce déséquilibre de force entre les muscles du dos très puissants et ceux de l'abdomen. Une erreur thérapeutique parfois commise est celle de conseiller une musculation abdominale intense, alors qu'il serait souhaitable d'étirer les muscles du dos et les muscles des membres inférieurs.

Le MPO aura pour action, outre le rééquilibrage du bassin, un travail local sur le pubis au niveau des attaches musculaires ainsi qu'au niveau des espaces intervertébraux lombaires, qui correspondent à l'innervation de ces muscles.

LA SACROILITE

Confondue souvent avec le lumbago, la sacroilite ou inflammation d'une articulation sacro-iliaque, est due principalement à un véritable « lâchage » de l'amortisseur représenté par le ligament sacro-iliaque, avec correspondance au niveau de la racine nerveuse dans l'espace intervertébral entre L4 et L5 du même côté. Ce dernier a en fait perdu de son tonus et, distendu, provoque une inclinaison du bassin de son côté. La raison de ce « lâchage » soudain est fréquemment d'origine émotionnelle. Je prends pour exemple, deux patients, un père et une mère qui respectivement mariaient leurs filles. Ni l'un ni l'autre n'acceptaient le départ de leur enfant. Cet événement créait inconsciemment un vide affectif et leur corps l'exprimait à travers cette faiblesse.

B. Les douleurs des parties moyenne et supérieure du dos

Les dorsalgies

Si elle semble peut-être moins fréquente et peu spectaculaire, la dorsalgie n'en demeure pas moins douloureuse. La rigidité de cette partie du dos façonnée par la cage thoracique explique qu'il y a là plus fréquemment des douleurs et des blocages de « charnières » (C7/D1, D12/L1) entre les courbures cervicale et dorsale ou les courbures dorsale et lombaire.

Par ailleurs, à travers une lecture MPO du corps, j'ai constaté que les pathologies d'un seul étage vertébral restaient rares. En effet, c'est au centre de la courbure, qu'apparaissent régulièrement les douleurs, et plus précisément au niveau de blocs vertébraux tels que D1/D2/D3 – D4/D5 – D8/D9/D10.

Pour le thérapeute, l'attention apportée aux dorsalgies passera avant tout par le rééquilibrage du bassin et des étages L4/L5. Cela permettra d'obtenir une vraie base sur laquelle une libération pourra s'opérer plus haut, sur les différents étages concernés.

Compte tenu de son implication dans la respiration, et de sa relation avec la nuque d'un côté, le diaphragme et le plexus solaire de l'autre, il est facile d'imaginer que cette région dorsale constitue la cible privilégiée des désordres émotionnels et affectifs.

Les émotions, dans leurs variantes les plus larges (mauvaise nouvelle, surprise, trahison, chagrin, joie, larmes, etc.) y bloquent notre respiration, y bloquent également le plexus solaire, c'est-à-dire pour certaines croyances, notre centre sur le plan énergétique et spirituel. Sous l'emprise du choc généré par cette émotion, notre rythme respiratoire diminue au point de nous trouver en apnée avant même que ne s'opère parfois le processus inverse, une accélération de ce même rythme.

«J'ai pris un coup au plexus», «j'ai reçu un coup de poignard entre les omoplates», «j'en ai plein le dos», ces complaintes récurrentes traduisent parfaitement ce qui s'imprègne dans le corps après des événements périphériques.

Sur nos dorsales et sur cette région thoracique, nous portons nos soucis et nous inscrivons dans la mémoire du corps nos souffrances d'ordre émotionnel ou affectif. Une peine, un chagrin, une tension au travail, dans le couple... une vraie somme au fil du temps, tout cela s'inscrit dans notre dos et resurgit souvent aux charnières sterno-costales, sur des points très sensibles, des douleurs ressenties, à l'image de piqûres d'aiguille.

Les mêmes désordres se retrouvent dans le dos entre les omoplates où les côtes en forme d'arceau peuvent tout aussi bien donner des douleurs sous le bras.

Pathologie surtout répandue dans les métiers manuels sollicitant les membres supérieurs, la dorsalgie peut se résoudre rapidement par un soin local, une fois le travail sur la base accompli.

Paradoxalement, elle se manifeste parfois, sur certaines personnes, à la suite d'un travail MPO sur le bassin. À cela une explication simple : la mise en équilibre et la stabilisation du bassin vont révéler toutes les compensations que le corps avait créées en amont pour compenser les déséquilibres précédents. Il s'agit de dorsalgies anciennes, « anesthésiées » pendant un temps par des réflexes compensateurs.

À ce titre, le cas du champion cycliste professionnel Arnaud Tournant, (cf. chap. 9) concernant sa lombosciatique avec hernie discale, est particulièrement édifiant. C'est effectivement après le travail logique de sa base où siégeait sa pathologie discale que s'était révélé son mal dorsal. En effet dans ce sport, le travail des bras et des épaules sur le guidon est un travail puissant et indispensable pour la performance, mais ces tensions accumulées restent source de souffrances.

Enfin, chez de nombreux patients, le mal remonte les étages jusqu'à la base du crâne. Pour certains, c'est un mal ancien sur le retour, ou encore un mal caché, ignoré.

LES CERVICALGIES

• *Le cou ou son approche symbolique :*

à travers le cou et la gorge, nous ingérons ce qui nous maintient en vie physiquement – l'eau, la nourriture, l'air – et exprimons nos sentiments sur la vie.

De la tête viennent les sentiments et les expériences qui descendent dans le corps pour être traduits en actions.

Du corps, les réactions montent à la tête pour s'exprimer – le cou agit donc comme un médiateur et un pont entre le relatif et l'absolu. Par conséquent, c'est un point naturel de court-circuit, là où se loge souvent la rupture entre l'esprit et le corps, notamment si la communication à double voie entre l'esprit intellectuel et les sentiments du cœur est d'une manière ou d'une autre conflictuelle.

La plupart d'entre nous ont davantage d'énergie dans la tête (on passe beaucoup d'heures à penser et à parler) que dans le cœur. Cela peut créer une tension ou même une rigidité dans le cou – l'endroit même de la bataille entre les deux.

Trouvons de quel étranglement notre cou a besoin d'être libéré ? Avons-nous besoin d'écouter nos sentiments ? Avons-nous besoin de mettre moins d'énergie dans la pensée et davantage dans l'action ?

Les conflits peuvent également indiquer une répulsion de notre corps, peut-être due à des abus du passé ou à une incapacité. Le cou tient notre tête droite et nous permet de regarder en avant et d'affirmer notre dignité et notre courage. Une tête penchée implique un état d'esprit renonçant, une incapacité à faire face à ce qui se présente.

Le cou permet également à la tête de bouger, de se tourner pour voir de tous les côtés, d'embrasser une plus large réalité que celle qui s'offre devant nous. Cela implique une ouverture d'esprit et l'acceptation d'autres points de vue.

Si notre cou est raide et douloureux est-ce parce que nous ne nous attachons qu'à notre propre point de vue ? Ressentons-nous trop de préjugés ou de résistances à l'égard de quelqu'un ? Sommes-nous devenus trop bornés et limités dans nos attitudes ou dans nos habitudes ?

Un cou tendu limite également la quantité de sentiments qui peuvent être exprimés de l'intérieur. Quand nous ne pouvons plus librement bouger notre cou, est-ce que quelque chose nous étrangle et nous rend incapable de bouger ?

Un cou tendu peut également indiquer une incapacité à prendre une décision – à savoir, dans quelle direction se tourner ?

• *Les cervicalgies, approche somatique :*

ces pathologies siègent donc à l'étage cervical et concernent la zone la plus souple et la plus mobile du rachis. C'est cet étage qui permet de diriger notre tête dans les différents plans de l'espace pour observer, communiquer, se diriger ou prévoir.

À travers mes années de pratique, je reste toujours « étonné » de voir la manière dont les plans des épaules et de la tête s'adaptent à celui du bassin.

> Comme nous l'évoquons tout au long de cet ouvrage, la résonance ou les conséquences de l'inclinaison du bassin sont un dénominateur quasi commun à l'ensemble des pathologies du dos, et cela d'autant plus si la dite inclinaison existe depuis de nombreuses années.

Dans ces conditions, et par rapport à une ligne d'épaules modifiée de fait par le déséquilibre du bassin, les cervicales provoqueront des transformations sur plusieurs étages, et cela dans leurs appuis. Reliées entre elles par les disques vertébraux dans leur partie antérieure, et en arrière par les articulaires postérieures, elles forment une sorte de trépied qui, dès lors, ne va plus répartir le poids et les diverses contraintes du corps de manière harmonieuse. Avec le temps, les souffrances se localiseront davantage sur le disque ou sur une partie de celui-ci, ou encore sur une articulaire postérieure de manière plus marquée. Par ailleurs, d'autres modifications s'opéreront dans les différents étages vertébraux, pour repositionner l'horizontalité du regard.

La tête est une sphère en appui sur l'anneau de l'atlas, première vertèbre cervicale, et pivote autour de l'apophyse odontoïde (en forme de dent) de l'axis, deuxième vertèbre cervicale, le tout comme une véritable tour d'observation mobile, à l'image d'une tourelle de char d'assaut. Notre avantage par rapport à l'engin blindé vient que ce, que, lors d'une modification de terrain, nous nous adaptons et mobilisons nos articulations cervicales moyennes et inférieures pour maintenir le regard horizontal. En revanche, un inconvénient demeure si cette modification de terrain résulte du bassin et date d'un certain temps, car alors, l'adaptation des étages inférieurs entraînera inéluctablement frottements, conflits, frictions, douleurs et arthrose à terme.

À cela, la pratique du sport, la simple marche et les différents efforts que nous impose le quotidien vont s'emmagasiner dans le corps, et contracter une dette dont nous devrons nous acquitter tôt ou tard, quand la douleur se manifestera.

LES MAUX DE TÊTES, LES MIGRAINES

• *La tête ou son approche symbolique :*

centre de contrôle, c'est de là que partent tous les ordres d'action, l'intelligence qui gouverne ces actions, les réponses et réactions aux informations reçues, et l'entretien de nos systèmes physique et psycho-émotionnel. Le crâne est le lieu central pour la rencontre subtile de l'abstrait et du relatif.

Nous considérons la tête comme le centre de notre être, pendant que le corps est là pour lui offrir un véhicule et donner certaines sensations. Mais le corps contient le cœur et nos sentiments les plus profonds. Le résultat est une séparation entre la tête et le cœur, entre les pensées et les émotions.

Le diagnostic de la migraine est généralement établi dans le cadre d'une consultation médicale, et génère systématiquement des traitements médicamenteux.

Pour ma part, j'ai constaté que cette pathologie douloureuse et de plus en plus répandue trouve souvent son origine dans des blocages mécaniques et des problèmes digestifs.

Les blocages mécaniques auxquels je fais allusion, situés à la base du crâne, ou base occipitale et sur la 1re cervicale, correspondent à un problème d'assise de la tête. Les cervicalgies : la tête, par sa base, repose en effet sur l'anneau de l'atlas qui, lui, pivote autour de l'odontoïde de l'axis, apophyse osseuse verticale.

J'ai constaté également que c'est toujours sur un terrain somatique faible ou fragilisé que les migraines prennent racine et s'installent. Le dénominateur commun à tous ceux qui en souffrent demeure un mauvais positionnement de la base sacrée ou pelvienne, auquel s'ajoute une modification du positionnement de la base crânienne.

Quant à la relation avec des problèmes digestifs potentiels, j'en ai pour preuve la résonance que la 2e cervicale possède avec la sphère digestive. Des abus alimentaires ponctuels, un dîner tardif trop arrosé, un grignotage récurrent, ou tout simplement une mauvaise hygiène alimentaire constituent autant d'éléments source d'intoxication du foie et/ou d'engorgement du système digestif.

Si cela vous arrive, faites le test de toucher cette 2e cervicale un jour où vous êtes « barbouillé »… et que la tête vous fait vivre un cauchemar. Le test est éloquent ! C'est douloureux !

> À travers le MPO, je repositionne les deux bases fondamentales (pelvienne et crânienne). Ce repositionnement parallèle est une action de rééquilibrage. Un rééquilibrage qui souvent règle durablement les migraines d'ordre mécanique, et soulage grandement les migraines d'origine digestive.

Quant aux migraines dites héréditaires !

Voici un exemple, celui d'une famille dont la mère et deux de ses filles souffraient de migraines. La première fois que je les ai traitées, c'était il y a dix ans. Le diagnostic d'alors était clair : migraine familiale d'origine héréditaire, voire génétique. Aujourd'hui, elles n'ont plus de migraines et, si elles viennent me voir encore, c'est uniquement pour d'occasionnels problèmes de dos.

Cet exemple pris parmi d'autres du même ordre, m'inspire la parenthèse suivante. Quand un parent souffre de migraines, et plus fréquemment la mère, son ou ses enfants vont assister à des scènes du type: position allongée de longues heures dans le noir, ou pose d'un bandeau sur les yeux, etc. Inconsciemment, ils vont les enregistrer et, par mimétisme, certains vont s'identifier et reproduire le processus. Un mimétisme particulièrement lisible dans les familles dites «recomposées», où j'ai vu des enfants plus proches morphologiquement et physiquement de leur beau-père que de leur père géniteur. Idem sur des enfants adoptés, le mimétisme est tel que l'on peut vraiment croire dans certains cas à une filiation directe.

C. Les douleurs des membres supérieurs (épaules-coudes-mains)

LES ÉPAULES

Traditionnellement, les épaules sont l'endroit du corps où «nous portons le poids de nos responsabilités». Quand nous portons les problèmes des autres, que nous assumons des fardeaux qui ne sont pas les nôtres, cette responsabilité peut commencer à se faire sentir très lourdement.

Cela peut être également une manière d'éviter nos propres difficultés: à être trop occupé avec nos obligations envers les autres, nous n'avons plus de temps à nous consacrer!

Épaules tendues: n'y a-t-il pas quelqu'un ou quelque chose que nous aurions besoin de laisser tomber?

Cette partie du corps est le centre de notre action. Notre action de faire. Par ailleurs, notre énergie créatrice circule des épaules vers les bras et dans les mains où elle émerge dans tout ce que nous faisons.

L'énergie du cœur remonte aux épaules pour ensuite se manifester dans les bras – dans l'étreinte et le toucher. Cela devrait se réaliser sans difficulté, mais il arrive souvent que se produise un blocage de cette énergie au niveau des épaules provoquant douleurs et raideurs. Le conflit intérieur peut s'exprimer au niveau des épaules si nous embrassons quelqu'un que nous n'aimons pas, si nous sentons que nos avances sont rejetées ou que nous craignons de vivre une situation intime avec une personne.

Lorsque nous avons peur, nos épaules se contractent. Si nous maintenons cette position pendant un certain temps, les muscles des épaules commencent à se bloquer dans cette posture. Bien entendu, notre comportement le reflète.

Symboliquement, les épaules voûtées indiquent un désir de protéger son cœur ou sa poitrine ; alors que les épaules qui se jettent en arrière, mettant ainsi la poitrine en avant, indiquent une force artificielle, qui ne sert bien souvent qu'à cacher ses propres peurs. Les épaules en arrière sont également une manière de retenir ses sentiments, notamment ceux que l'on veut laisser hors d'atteinte ou de portée.

• *La périarthrite de l'épaule*

Madame V.

Âgée de 57 ans, Mme V. en 2004, alors institutrice venait me voir car elle souffrait d'une périarthrite calcifiante de l'épaule. Pendant plus de trente ans, elle a reproduit tous les jours de la vie scolaire ce geste que nous avons photographié enfants… celui de la maîtresse au tableau, avec une craie blanche à la main qui court sur cet écran noir ou vert selon la classe…

L'examen de son bassin avait révélé un profond décalage ; inutile de s'y étendre davantage… mais ses gestes d'écriture et d'effacement du tableau avaient fini par créer une pathologie tendineuse en sollicitant d'une manière constante sa charnière cervico-dorsale. En trois séances, elle avait pu retrouver un usage normal de son membre supérieur et une véritable sérénité dans son quotidien professionnel.

Elle m'avait témoigné à l'époque une profonde reconnaissance car ses souffrances avaient été telles, qu'elle s'était crue être obligée de quitter ce métier pourtant si cher à son cœur. Aujourd'hui à la retraite, elle reste fidèle à l'esprit de prévention en venant consulter une fois par an. Elle a remplacé la craie par le sécateur et s'adonne sans problème aux joies du jardinage…

• *Monsieur. B. : chef d'orchestre*

Chef d'orchestre de renommée internationale, M. B. souffrait lui aussi d'une périarthrite de l'épaule, à laquelle s'ajoutait une fatigue des cervicales, et des fourmillements dans la main droite.

À la même époque, quand il arriva à mon cabinet la première fois, il s'inquiétait de sa gêne à tenir longtemps sa baguette !

Comme pour le cas précédent, j'abordai son traitement par le rééquilibrage du bassin, suivi d'un travail cervico-dorsal. Il ne souffrit plus de sa main, ni de son épaule, tant il était clair que la cause de ces maux venait de ses vertèbres. Au fil de nos rendez-vous, il me témoigna également de son éloignement avec ses proches. Ne pas pouvoir les « em-brasser », ne pas pouvoir les épauler, ne pas se sentir épaulé lui-même par leurs présences, semblaient autant de bonnes raisons de souffrir…

Après trois années de traitement et d'entretien MPO, il s'expatria pour des raisons professionnelles aux USA et en Angleterre. Sept ans s'écoulèrent avant qu'il ne revienne à Paris pour diriger trois concerts. Il débarqua au cabinet et me dit d'un air amusé et complice : « *Aucun ostéopathe ni chiropracteur dans ces pays n'ont vérifié mon bassin.* »

Impatient de connaître le verdict, je lui affirmais le sourire aux lèvres que tout l'équilibre obtenu il y a sept ans était bel et bien toujours en place.

Le dénominateur commun des consultations pour les épaules associe le stress de la vie professionnelle, aux gestes répétitifs, à la sur-sollicitation d'une articulation et, surtout… à une bascule du bassin.

Là encore, le déséquilibre du bassin nous montre combien il est responsable de dérèglements en chaîne, soit vers le haut du corps et ses extrémités, soit vers le bas, comme nous le verrons dans les chapitres suivants.

• *La tendinite de l'épaule ou syndrome de l'angulaire*

Très fréquente, elle relie l'angle supero-interne de l'omoplate à la deuxième cervicale. Si on reprend l'image du grand voilier vu de l'arrière, la ligne des épaules, c'est la barre de flèche et la deuxième cervicale la vigie. Le hauban qui correspond à l'angulaire porte le nom étrange de *guignol* pour ces vieux gréements. Ce guignol versus humain en fait voir à beaucoup d'entre nous. Pour le calmer, il s'agit de rééquilibrer la tension bilatérale du bassin dans un premier temps (assimilé au pont du navire) puis d'équilibrer les deux épaules au niveau des attaches de ces deux muscles (guignols) et enfin d'équilibrer la deuxième cervicale.

Le travail de la première cervicale et de la tête suivra pour permettre au corps de vivre en parallèle un équilibre total aux trois niveaux : bassin – épaules – tête.

• *Les névralgies cervico-brachiales*

Cette pathologie touche un nerf périphérique qui part de la nuque et va innerver une chaîne musculaire dans le membre supérieur. Cette névralgie correspond à un pincement entre deux vertèbres cervicales ou entre une vertèbre cervicale et une vertèbre dorsale ; il peut s'agir aussi de la présence d'une hernie discale dans les mêmes étages.

Comme vu précédemment pour le syndrome de l'angulaire, je procède à une remise en parallèle des niveaux bassin – épaules – tête ainsi qu' à un travail spécifique du ou des étages nerveux concernés.

Dans ce type de pathologie, une deuxième séance est toujours indispensable, la première étant essentiellement consacrée au bassin.

LES COUDES

Les articulations offrent le mouvement et la flexibilité. Si nous ne pouvons pas plier le milieu du bras, posons-nous la question : qu'est-ce que cela m'empêche de faire ou de vivre ? Cette articulation du coude nous permet également de réagir avec énergie et vigueur ; n'oublions pas « l'huile de coude »...

Une synovite du coude est une inflammation de l'articulation témoignant que quelque chose en nous est irrité ou en colère à propos de ce que nous faisons...

Au plan somatique, les pathologies du coude comme les tennis ou golf-elbow, se traitent couramment en travaillant les deux cervicales C5 et C6. Dans leur dysfonctionnement, ces deux vertèbres occasionnent une diminution du passage de l'influx nerveux. Dans des sports asymétriques, comme ceux-là, il y a surcharge des articulations. Les vibrations générées par les coups portés vont se répercuter jusqu'aux tendons. L'os perdant de sa souplesse se fige et ne peut plus honorer sa fonction de transmission. Les tissus mous en pâtiront d'office.

Aujourd'hui, ne riez pas, je découvre la pathologie des « souris-elbow », « la tendinite du geek » mais aussi de beaucoup d'utilisateurs de l'ordinateur. Des gestes répétés et parfois une zone cervicale qui fatigue du fait d'une position non ergonomique face à l'ordinateur et bien sûr une mauvaise base vont s'associer pour donner cette inflammation. Le radius se bloque au niveau de ses extrémités en faisant souffrir les muscles localement.

LES MAINS

Les enfants développent leurs capacités mentales en travaillant avec leurs mains.

Les conflits dans nos mains montrent que nous avons envie d'aller vers l'extérieur et de toucher, mais que nous réprimons notre désir par peur ou sentiments d'insécurité.

Des mains raides témoignent d'une attitude rigide ou résistance envers notre activité ou l'expression de nos sentiments.

Des mains douloureuses montrent que ce que nous faisons nous met mal à l'aise, ou que quelque chose qui a été fait nous a blessés.

Des mains qui souffrent d'arthrite impliquent souvent une attitude trop critique envers ce que nous faisons ou ce que nous avons fait.

La transpiration excessive des mains indique que nous nous sentons nerveux, anxieux, voire effrayé parce que nous faisons.

Des mains froides peuvent montrer que nous réprimons certains de nos sentiments – peut être un amour retenu ou une implication émotionnelle non dévoilée – ou que nous avons peur de nous engager ou de participer.

• *Le syndrome du canal carpien*

Ce syndrome touche la main. Certains patients sont touchés sur l'une ou sur les deux. C'est un problème qui se retrouve plus fréquemment chez la femme ménopausée ou parfois déjà chez la jeune quadra. Il se manifeste par un engourdissement de la main ou des deux, surtout au lever dont l'intensité parfois peut tirer la patiente de son sommeil.

Aujourd'hui la solution officielle est la chirurgie par incision du ligament antérieur du poignet.

J'ai constaté à travers mon approche thérapeutique que si on pouvait libérer le bassin, les vertèbres correspondant à la zone du poignet (C6, C7 et D1) ainsi que les terminaisons nerveuses qui émergent entre ces dernières, et qu'ensuite dans un deuxième temps, on fasse un travail local sur les attaches osseuses du ligament antérieur du poignet, parfois associé à une libération de la première côte et de la deuxième cervicale, on obtient dans certains cas un résultat positif.

Les symptômes et leurs douleurs peuvent en effet disparaître et permettent d'éviter l'intervention chirurgicale, qui restera en revanche incontournable dans les cas de paralysie avancée et non réversible.

D. Les douleurs des membres inférieurs (genoux-chevilles-pieds)

LES GENOUX

Un jour où nous déjeunions ensemble, une de mes amies, psychothérapeute, m'a donné sa vision symbolique des membres inférieurs. En voici un aperçu, certes léger, mais qui me paraît digne d'intérêt avant d'aborder cinq exemples précis de pathologies du genou.

Les jambes relient notre bassin à la terre. Elles nous enracinent, comme elles nous emmènent dans la direction que nous souhaitons emprunter en marchant, en courant, en sautant, et pourquoi pas en dansant etc. Elles nous renseignent également sur notre manière d'aborder l'existence : est-ce que je marche à grandes enjambées ou à petits pas saccadés ? Est-ce que je trébuche souvent ? Est-ce que je fais des faux pas ? Est-ce que j'avance « à reculons » ?...

Mon amie me suggérait d'observer l'apparence des jambes. Surdéveloppées et très musclées signifiait pour elle que la personne était par trop ancrée à sa place et donc manquerait de spontanéité, de légèreté ou encore de facilité dans sa démarche. Inversement des jambes sous-développées ou faibles exprimeraient un sentiment d'insécurité.

Les cuisses, plus précisément, sont une partie du corps associée à notre vie intime. Le fait de serrer les jambes, par exemple, protège inconsciemment notre espace sexuel. Si nous ressentons quelques peurs ou résistances, elles se retrouvent bien souvent dans les muscles tendus ou dans les tissus adipeux des jambes, comme un mur protecteur cachant nos véritables sentiments. Les souvenirs d'une enfance traumatisante, les problèmes parentaux, la colère, les difficultés du passé... constituent autant de somatisations inscrites à ce niveau.

Quant aux genoux, notre histoire les associe à la démarche d'allégeance des preux chevaliers... Aujourd'hui, s'agenouiller, mettre deux genoux à terre, renoncer à notre ego, ou embrasser l'humilité, induit des notions pouvant sembler barbares ou dépassées... mais trop de fierté, de vanité, de psychorigidité ou d'inflexibilité sont pourtant susceptibles de créer des tensions dans les genoux !

Sur le plan somatique, les genoux remplissent un rôle d'amortisseurs, et absorbent les chocs entre le poids du corps et les diverses configurations du terrain. Quand nous atteignons la limite de charge supportable, les genoux envoient un message : épanchement de synovie, genou enflammé, disloqué, luxé... En résumé, ces pathologies sont une invitation à lâcher prise !

• *L'arthrose du genou (Les marathoniens)*

Un article du *Quotidien du médecin* « l'explosion des prothèses totales du genou » (14 février 2012) me pousse à ouvrir une nouvelle mais petite parenthèse technique sur cette pathologie car en effet, les chiffres sont inquiétants à partir de la cinquantaine et pour preuve le nombre de prothèses totales de genou explose[1].

1. http://www.lequotidiendumedecin.fr/specialistes/chirurgie-rhumatologie/l-explosion-des-protheses-totales-de-genou

L'auteur (le professeur Charles Msika, chirurgien orthopédiste) préconise la nécessité d'une véritable prévention car les coûts futurs donnent également le vertige.

L'arthrose du genou, c'est la destruction du cartilage entre le fémur et le tibia. Pour moi, le bassin dans son déséquilibre ne peut plus jouer son rôle d'amortisseur principal, et va entraîner une surcharge au niveau des genoux. Il n'y a alors plus d'harmonie possible, ni d'équilibre local de l'articulation du genou.

La conséquence directe va être une modification des contraintes de pression sur l'articulation et, par compensation, le membre va prendre une position de rotation interne ou externe par rapport à la ligne de course. Cela va générer au niveau des articulations, une répartition des appuis qui en sera modifiée et anormale.

Par réaction à ces contraintes modifiées, les os du tibia et du fémur vont se durcir sans que jamais le processus puisse s'inverser et le cartilage plus souple situé entre ces deux os va se dégrader et s'amenuiser au fil du temps jusqu'à, pour certains une disparition totale.

Les premiers signes d'un désordre du genou ce sont les signes méniscaux: inflammation du ligament ménisco-rotulien (signe d'ordre fonctionnel), blocage méniscal, destruction partielle ou totale.

La résultante est souvent la chirurgie partielle ou totale (par arthroscopie) avec ablation de fragment de ménisque ou du ménisque dans son ensemble. Or celui-ci est connu pour son rôle majeur dans la stabilité du genou. Voilà pourquoi, à mon avis, cette nouvelle instabilité locale ajoutée à une instabilité du bassin permanente sur des années peut conduire à la prothèse totale à plus ou moins long terme.

Beaucoup courent sans jamais se préoccuper du réglage ni de la prévention de leur corps. Courir sur des longues distances développe en effet des endorphines dans l'organisme qui vont rendre le coureur quasi euphorique. Il ne prête pas attention à son corps, certain d'être invulnérable, et n'a pas conscience de ce qui se prépare.

Le running, les 20 km, les semi-marathons, les marathons sont des activités de plus en plus pratiquées par une population entre 30 et 60 ans. Je mets en garde vraiment sur le danger de vivre un sport accessibles à toutes les bourses, sans veiller à ses dégâts collatéraux s'il n'y a pas de prévention.

J'en soigne bon nombre de ces marathoniens du dimanche ou des professionnels qui arrivent après avoir souvent dépassé les limites, pensant que des anti-inflammatoires entrecoupés de zones de repos suffisaient… et non, ils ont un plus quand le bassin est rééquilibré.

• *La rupture des croisés (Les skieurs)*

5 millions de skieurs/an, 70 000 ruptures de ligaments croisés du genou !

Ces chiffres sont vertigineux et ne cessent de s'accroître. Je pense qu'un petit rappel d'anatomie et de bio mécanique s'impose pour les comprendre.

Les croisés sont des ligaments situés au centre de l'articulation du genou dans la cavité articulaire, et qui gèrent la stabilité dans les mouvements rotatoires et empêchent « les tiroirs » antérieur et postérieur (c'est-à-dire une avancée ou un recul trop important du tibia sous le fémur). Ils sont complétés par deux ligaments de chaque côté de l'articulation du genou, le ligament latéral interne et le ligament latéral externe ,qui sont des stabilisateurs latéraux de l'articulation. Ce sont les ligaments passifs.

Les muscles sont vus comme des ligaments actifs. Ils stabilisent, par leur contraction, le genou dans le mouvement mais aussi dans les chocs et chutes par actions réflexes. C'est le dos qui donne la force à ces muscles. Si le dos est faible c'est parce que le bassin n'est pas stabilisé, et ce parfois depuis des années.

Lors d'un traumatisme, si le bassin n'est pas en équilibre, il n'y a pas de contraction réflexe de ces muscles, et c'est l'articulation qui est touchée directement par une rupture ligamentaire.

Le manque de souplesse du genou est dû aussi à un défaut de souplesse du bassin qui, normalement, joue un rôle majeur dans l'absorption et l'amortissement de l'énergie cinétique liée aux chocs.

Dans mon observation il y a plus de ruptures ligamentaires du côté où le bassin est le plus bas, donc du côté de la fausse jambe courte. Les patients témoignent d'antécédents pathologiques, entorses bénignes aux genoux, à la cheville du même membre, tendinites et parfois sciatiques.

Conclusion :

Il existe une chose simple à vérifier et à entretenir pour les genoux : quand un genou souffre, il a non seulement de l'œdème qui lui donne un aspect gonflé et empâté, mais également une perte d'extension.

La capacité articulaire augmentant avec la flexion, plus l'œdème devient important et plus le genou se maintient en position fléchie. C'est l'acquisition à plus ou moins long terme de ce que l'on appelle un *flexum*.

Il est impératif, si cela est encore possible, de retrouver l'extension pour chasser l'œdème et assécher le genou. Deux muscles essentiels, libérés au niveau de leurs attaches osseuses, permettront le retour à l'extension : le court biceps et le poplité.

Bien sûr, d'autres points sur le fémur et le tibia devront aussi être libérés. L'extension retrouvée, un simple travail quotidien, statique et effectué en série s'imposera pour garder l'acquis articulaire et entretenir le quadriceps.

LES CHEVILLES

Les os cuboïde et astragale (situés à l'extrémité des membres inférieurs) sont les deux os que je travaille systématiquement dans les cas d'entorses. Dans ma pratique, le cuboïde représente aussi la clé de l'adaptation du pied dans le cas des dites fausses jambes longues ou courtes, et sera aussi repositionné après un travail du bassin.

Les chevilles, pourtant fines et légères, supportent en réalité la totalité de notre poids – si une cheville dérape, c'est l'ensemble du corps qui se trouve à terre !

Essentielles pour notre droiture, elles ont tendance à se fouler lorsque nous ne pouvons soutenir notre position, ou quand le poids au-dessus devient trop lourd à supporter.

Cette partie de nos membres inférieurs a également pour fonction d'assouplir nos mouvements. Dans cet esprit, peut-être qu'une cheville foulée ou tordue révèle un souci de flexibilité.

Il y a quelques années, on m'avait demandé de participer à un colloque sur l'entorse de cheville, organisé à l'INSEP (Institut National des Sports, Vincennes), et pour lequel le docteur Yves Desmarais demandait à des médecins, chirurgiens, kinésithérapeutes et entraîneurs d'apporter leurs points de vue complémentaires sur les pathologies plus ou moins importantes pouvant atteindre cette articulation.

Le jeune homme qui me servit de sujet était un stagiaire Pro Basket du PSG (Paris-Saint-Germain), âgé de 15 ans. Il présentait comme antécédents deux entorses à une cheville et une à l'autre. Son bassin accusait une bascule d'un cm et demi. Je me suis donc attaché dans ma démonstration à cette zone qui, pour moi, était à l'origine de ses maux. À son âge, aucune arthrose n'aurait pu provoquer de blocage constant de ses espaces lombaires, et par conséquent de réel déficit moteur de ses muscles stabilisateurs de cheville. En revanche, au niveau de ses chaînes musculaires, l'anarchie semblait totale, d'autant que le jeune homme se trouvait en pleine période de croissance.

Chez l'adulte, il est fréquent de voir des lésions de la gaine des péroniers. Ces muscles sont innervés par le nerf sciatique. Il est donc important de le travailler dans l'espace L5/S1 pour libérer l'origine d'un problème, mais également, d'une information qui y remonte.

Sur le plan purement émotionnel, l'entorse de cheville, symbolise chez certains patients, la difficulté à affronter un problème ou à mener un combat, ou bien encore à entreprendre : « *je dois avancer mais je doute de moi et mon pied se dérobe* », « *je n'ose pas aller de l'avant* ».

L'intervention précédant la mienne était celle du très compétent Jacques Piasenta, entraîneur national d'athlétisme. Pour lui peu importait l'architecture du pied, dont le positionnement n'apportait pas plus d'efficacité. Dans la présentation de son film, il nous parlait de chevilles en tous sens et nous aurions pu croire certaines plus fragiles que d'autres. Pour lui, il n'en était rien. D'ailleurs, les statistiques à l'entraînement étaient les mêmes pour toutes, à savoir un taux de blessure quasi nul.

En revanche, les blessures devenaient nombreuses à l'occasion des compétitions. Phénomène logique car la compétition suscite des peurs, notamment celle de confronter ses capacités à celles de l'adversaire.

En résumé, on constatera que les entorses de cheville se produisent surtout dans les moments de la vie où un conflit est latent, ou lorsqu'un doute s'installe ou s'est déjà installé subrepticement dans des choix de vie…

• *Tendinite du tendon d'Achille*

J'assimile le traitement de cette tendinite à celui d'une sciatique tronquée (ci-dessus). En effet, les massages bien que nécessaires localement ne sont pas suffisants. Il est indispensable, là encore de rééquilibrer le bassin au plan mécanique, et de libérer les vertèbres et les espaces intervertébraux, afin de dégager les racines nerveuses correspondant à ce muscle.

• *Claquage*

Les muscles claquent, en réalité parce qu'ils n'ont pas la longueur idéale en permanence, ni au repos ni en activité.

Bon nombre des sportifs de haut niveau que je soigne ont basculé leur bassin en amont d'un claquage.

De fait, le MPO permet de récupérer plus rapidement dans l'espace-temps, à partir du moment où l'équilibre est reprogrammé.

• *L'aponévrosite plantaire*

Cette inflammation de la voûte plantaire apparaît quand il y a une jambe dite plus courte ou plus longue.

Dans le premier cas la voûte plantaire se creuse pour rallonger la jambe et dans le deuxième cas elle s'étale pour la raccourcir.

C'est dans cet état permanent de déséquilibre dans les appuis des deux pieds et de tensions anormales que l'inflammation survient.

Cette aponévrosite est une façon pour le corps de dire que quelque chose ne va pas pour des causes identiques à celles vues précédemment.

LES PIEDS

«Avoir les deux pieds sur terre», «ne pas se laisser marcher sur les pieds», «prendre son pied» sont autant d'expressions qui en disent long sur l'importance de nos pieds. Bien sûr, ils forment en premier lieu notre prise de terre, notre base, nos appuis sans lesquels nous ne pourrions nous mettre debout entre terre et ciel.

Dans ma pratique quotidienne, je rencontre fréquemment des affaissements ou des creusements de voûtes plantaires. Il suffit néanmoins de peu de séances pour régler ce type de problèmes car, une fois encore, nous nous trouvons en présence d'une conséquence directe d'un déséquilibre de «notre» fameux bassin.

Une fois l'équilibre retrouvé, il deviendra nécessaire de travailler sur les os cuboïde et scaphoïde pour finaliser la correction de ces troubles.

Les hallux valgus comme les syndromes de Morton peuvent être traités par l'ostéothérapie quand les troubles sont encore d'ordre fonctionnel.

En revanche, dans les cas où la souffrance des pieds finit par aboutir à de véritables déformations de la structure osseuse et des articulations, la podologie voire la chirurgie s'impose.

CHAPITRE 8

LA GÉRIATRIE

J'ai commencé ma carrière dans un service de gériatrie à l'hôpital. Je sortais jeune diplômé de l'école de Kinésithérapie. Nous étions en 1979. J'y suis resté deux années et c'est une période de ma vie qui a beaucoup compté. J'y ai rencontré des gens merveilleux au service de cette génération parfois difficile à aider, car souvent isolée. Isolée dans ses souffrances physiques, isolée aussi car à l'époque il n'y avait pas de dépistage d'Alzheimer, par exemple, de prévention des désordres neurologiques, ou de préparation et d'encadrement pour les familles. Ce service, pour certains, était à proprement parler un mouroir. Quelques patients recevaient des visites, d'autres si peu ou même aucune. J'y ai donc côtoyé la souffrance, la solitude, la mort, mais j'y ai rencontré également la vie à travers l'empathie qui animait certains soignants, et l'amour que donnaient certains soignés. Une véritable école de vie. Professionnellement je me sentais en revanche assez démuni avec juste mon diplôme en poche. C'est pourquoi, à travers ma recherche personnelle, je me suis interrogé sur comment apporter du mieux à ces corps éprouvés par l'âge et les événements de la vie.

Depuis mes débuts professionnels de l'eau a coulé sous les ponts, et aujourd'hui je soigne beaucoup de personnes dites du 4e âge. Je suis touché de voir combien le MPO aide ces anciens à vivre mieux leur avancée dans l'âge. La vivre mieux et la vivre bien. Certains retrouvent une nouvelle jeunesse, d'autres retrouvent une autonomie, et beaucoup souffrent de moins en moins.

Comme nous l'avons vu tout au long de ces chapitres précédents, nos tissus sont constitués par les os, les ligaments, les aponévroses, et les muscles. Ils sont vivants et notre corps est mouvant. Au fil du temps, certaines charnières se grippent, grincent, certains tiroirs se bloquent ou travaillent avec difficulté et jouent de telle sorte qu'une usure s'installe. Mais en réalité je constate que rien n'est irréversible, jusqu'à un certain point et même un certain âge. Le mal de dos n'est pas une maladie. Il est réversible et les exemples qui vont être décrits, ainsi que les témoignages apportés en donneront la preuve.

Un patient âgé, ancien danseur classique professionnel, me disait à la fin de sa première séance : « *C'est étrange ! Je retrouve les sensations du petit rat d'opéra que j'étais.* » Cette phrase résume exactement ce que je tente d'obtenir pour chacun. Retrouver les appuis, si ce n'est les sensations d'appui et d'équilibre de son enfance ; pour d'autres, les vivre peut-être pour la première fois. Tous n'auront pas la faculté de ressentir également et de manière aussi affinée dans leur corps ce qu'a pu vivre ce danseur, mais pour ce qui concerne les compensations et les douleurs, le résultat sera tout aussi positif et bénéfique.

Enfant, notre corps dans sa perfection offrait des solutions naturelles aux micros-traumatismes de la vie quotidienne. En effet, l'élasticité des structures ligamentaires et articulaires (à plus forte raison celles du bassin) joue le rôle d'un air bag automobile : amortir et rétablir.

Malheureusement, l'addition des années et des traumatismes va progressivement annihiler cette protection naturelle et, à l'âge adulte, les bassins sont déformés, fibreux et rigides.

Les cinq exemples que je vous présente vont illustrer comment malgré des radios dites mauvaises, les douleurs s'estompent et l'énergie revient dans des corps « vieux » mais dynamiques parce qu'à nouveau en équilibre.

J'ouvre ce florilège avec le cas de Monsieur H. Il était le doyen de mes patients, je le suivais depuis des années, il vient de nous quitter à l'âge de 102 ans. C'était un homme extraordinaire et un cas assez unique parmi mes patients. Toute sa vie, il avait physiquement souffert ayant officiellement de l'arthrose, une scoliose, des becs-de-perroquet et des pincements de vertèbres. Il est arrivé en consultation à l'âge de 86 ans. Il a bénéficié de quatre séances d'entretien à l'année pendant sept ans. Puis de 93 ans à 102 ans il a vécu sans souffrance et sans aucune autre séance malgré l'état de ses vertèbres et son grand âge. Les radios, pourtant regroupaient tout ce que l'on peut voir à cet âge canonique (je rappelle : pincements, scoliose, arthrose étagée, becs-de-perroquet). Cet homme a pu marcher et jouer au golf (sans la ceinture lombaire qu'il mettait avant notre rencontre) jusqu'au crépuscule de sa vie ! L'ordinateur avait libéré sa mémoire.

Sa famille était émerveillée de pouvoir partager autant d'activités physiques avec lui. Cet homme et la relation qui nous unissait m'ont aidé à cheminer dans cette quête d'une plus grandes qualité de vie dans nos existences.

Agnès, 90 printemps aujourd'hui

La première fois qu'elle est venue en consultation, c'était il y a dix ans. « *Je viens vous voir pour faire plaisir à mon amie Nancy, j'ai 80 ans, je suis archéologue. J'ai rampé, gratté, porté, creusé dans des positions les plus impitoyables sur des chantiers de fouilles aux quatre coins du monde. À mon âge et vu l'état de mon dos aux radios, je ne vois pas ce que vous pouvez faire pour moi !»*

Compte tenu du «chantier», vous pouvez maintenant comprendre aisément qu'il aura fallu quatre séances la première année pour que ses douleurs du dos s'estompent.

Ensuite, pendant six années, elle est venue deux fois par an et enfin, depuis trois ans, elle ne vient plus qu'une fois dans l'année. À notre dernière séance, elle venait de faire un vol plané dans l'autobus qu'elle prend quotidiennement, le chauffeur ayant dû freiner brutalement pour éviter une voiture.

Malgré la violence du choc, le bassin avait pu servir d'amortisseur mais il s'était néanmoins un peu décalé. Quelques jours plus tard, je recevais d'elle une petite carte, «*ça y est, c'est reparti, merci Nicolas*».

En effet, une séance avait suffi car son corps avait mémorisé le bon équilibre. J'ajoute d'ailleurs que, cinq ans auparavant, elle s'était fait renverser par une voiture et son bassin avait tenu. Cet équilibre l'avait protégée, elle en était ressortie sans fracture ni autre dommage (à 85 ans !).

Madame S. 93 ans

Une grande voyageuse devant l'Éternel… mais à l'occasion d'un voyage, elle fait une chute dans un escalier et dévale une vingtaine de marches. Hospitalisée, elle ne présente aucune fracture mais souffre de contusions et d'hématomes. Je la suis depuis cinq ans quand elle arrive au cabinet après ce choc. Et bien, chose incroyable, son bassin n'avait pas bougé. Bien sûr, il y avait à travailler des zones du dos et du corps encore douloureuses mais elle envisageait déjà de repartir en voyage.

Monsieur B. 74 ans

Il arrive au cabinet pour conduire son épouse. Scientifique à la retraite, ses radios à lui sous le bras, il me déclare: «*Je suis venu il y a quatre ans, avec ces radios qui présentent becs-de-perroquet sur les vertèbres, pincements, élargissement et écrasement des corps vertébraux à certains étages. Vous m'aviez fait deux séances. Ce qui m'a épaté, c'est que, bien qu'aucune pièce n'ait été changée et que j'ai quatre ans de plus, je vais bien et ne souffre plus. »*

Armand. 87 ans et très bon golfeur

12 de handicap pour les connaisseurs !!! Un swing magnifique, des drives forcement un peu moins longs mais un petit jeu très brillant. Il vient consulter régulièrement depuis neuf ans et ses amis envient son style et son énergie.

Tous les « vieux » ne sont pas des sédentaires en pantoufles devant leur télé…

Je conclus sur un petit groupe de jeunes patients (70 à 80 ans) qui viennent du centre de la France deux ou trois fois par an. Ils pratiquent la danse de salon ! Danser pour eux, c'est aussi outre le fait de garder une activité physique, avoir une vie sociale et garder le moral.

A. L'arthrose et les douleurs

En conclusion de cette deuxième partie dédiée aux applications de la méthode ostéothérapie Bounine, je souhaite faire un focus sur l'apport du MPO dans la lutte contre l'arthrose et ses effets.

Selon le Professeur Berenbaum, rhumatologue à l'hôpital Saint Antoine, l'arthrose touche six millions de Français. Le déterminisme génétique intervient pour 50 % des individus. Une découverte récente prouverait que l'arthrose n'est pas de l'usure mais qu'elle est due à une auto destruction du cartilage qui fabrique des enzymes gloutons. Ces cellules, normalement destinées à fabriquer du cartilage, vont changer d'objectif et commencer à le détruire. Ceci serait dû à un stress articulaire inhabituel (chocs, séquelles d'entorse etc.) qu'entraîne une augmentation de ces enzymes, et ce dysfonctionnement mène à l'inflammation, fatale pour le cartilage. Cette destruction augmente avec l'âge, et peut être plus facilement combattue vers 20 ans qu'après 60 ans.

L'idée de prévention qui consiste à observer l'enfant et l'adolescent dans son équilibre et à le maintenir, peut contribuer à minimiser les effets des chocs vécus par le corps. À l'âge adulte, nombre de mes patients récupérés dans leur équilibre installé depuis des années, ont donc stoppé ce processus pernicieux.

Je choisis pour illustrer ce propos le cas de Claire, chorégraphe et danseuse professionnelle. Elle n'a pas l'arthrose que l'on attend habituellement pour un corps sollicité à un tel niveau. Cela fait vingt ans que je la suis et que son bassin a été reprogrammé à l'équilibre. Je vous fais partager son témoignage :

« *Mon métier est le mouvement. Il occupe une place essentielle dans ma vie. Ma vie prend sens dans le mouvement éprouvé, impulsé à d'autres, partagé. Petite, j'ai été opérée de l'appendicite, sans l'accord de mes parents. À part un foyer infectieux, je n'avais aucun symptôme de cette affection. Après l'opération :*

– l'appendice était magnifiquement sain,

– l'infection était toujours là,

– Je suis sortie de l'hôpital avec une bonne fièvre, une vive douleur à droite dans le bas-ventre et toute "tordue".

Le problème était ailleurs. Là où la médecine allopathique ne va pas regarder. Mon bassin était décalé de façon significative. Ce qui a fragilisé le fonctionnement de certains muscles profonds dont l'une des fonctions est d'œuvrer pour le maintien de la posture. Mon psoas iliaque droit s'est engorgé et il a fini par saturer. C'était l'origine réelle de mon infection. Mon séjour à l'hôpital n'a rien soigné, au contraire… Quelques jours après mon retour à la maison, j'ai fait un abcès de paroi. Et l'ostéopathe rencontré alors m'a "remise sur pied".

Tout au long de ma vie de danseuse interprète et de chorégraphe, j'ai pris en compte la fragilité relative de mon corps inhérente à cette erreur médicale. Il y a quelque temps, j'ai même décidé d'arrêter de danser tout en continuant à vivre le mouvement par le corps des danseurs interprètes et de tous les amateurs danseurs rencontrés dans le cadre des activités de la compagnie de danse que je dirige. Les douleurs physiques et la frustration se sont accentuées. Je suis alors allée consulter un grand chirurgien d'un service hospitalier très réputé dans la prise en charge des problèmes physiques des personnes ayant une activité professionnelle mettant en jeu le corps de façon intensive. Le "verdict" est tombé :

– j'ai une géode, un trou d'os au milieu de la tête du fémur,

– c'est une manifestation terminale d'arthrose,

– je n'ai aucune autre usure liée à l'arthrose,

– on n'a jamais vu cela, on ne sait pas ce que c'est et comment me soigner,

– on me conseille de renoncer à tout désir de mouvement.

Je n'ai pas suivi cet avis. Nicolas Bounine a tout d'abord travaillé régulièrement à la stabilisation de mon bassin. Et maintenant il régule de temps en temps quelques "tensions/fatigues" liées à cette zone centrale de mon corps et de mes mouvements. Je danse donc de nouveau avec beaucoup d'envie, de plaisir et quasiment plus de manifestations douloureuses. »

Lors d'un séjour au ski, elle fait une chute et craignant pour sa hanche au vu de sa fragilité, elle consulte à l'INSEP. Des radios sont faites et les médecins lui annoncent que sa hanche est intacte. Mais ils reviennent vers elle très surpris de ne pas voir d'arthrose sur ses radios, alors que son métier en est générateur. Voilà le résultat tangible de vingt ans de consultation et de prévention. Ce cas est d'autant plus intéressant que la mère de cette patiente souffre, elle, d'arthrose.

PARTIE III

OSTÉOTHÉRAPIE ET HYGIÈNE DE VIE

CHAPITRE 9

L'OSTÉOTHÉRAPIE ET LE SPORT

Le Petit Larousse définit le sport et la santé dans les termes suivants :

Le sport est un ensemble d'exercices physiques, « se présentant sous forme de jeux individuels ou collectifs, pouvant donner lieu à compétition et pratiqués en observant certaines règles ».

La santé c'est « l'état de quelqu'un dont l'organisme fonctionne bien ».

Des questions viennent alors à l'esprit : le sport peut-il participer de la bonne santé ? Peut-il aider à la conserver ? Peut-il la dégrader ?

Le sport a toujours compté dans ma vie. À titre personnel comme à titre professionnel. C'est pourquoi aujourd'hui cela me passionne de relier sport et ostéothérapie, et de tenter d'apporter des éclairages ou des réponses à ces questions.

Quand j'étais adolescent, notre société, influencée par la tradition judéo-chrétienne, avait subtilement jeté quelques tabous sur le corps. Il n'était pas rare de voir des élèves doués intellectuellement, sécher les cours de gym en salle de permanence ou les passer assis au fond du gymnase au mépris du renforcement du corps et du cœur.

La gym, comme celui qui la pratiquait, était souvent dédaignée. Le survêtement et les baskets prêtaient à sourire. Le «prof de gym», était parfois tenu à l'écart par l'intelligentsia des autres enseignants.

Du temps de la Grèce antique, à Sparte par exemple, dès l'âge de sept ans, les enfants étaient confiés à des éducateurs qui leur enseignaient les exercices du corps ainsi que ceux de l'esprit. Élevés à la dure, les jeunes spartiates, garçons et filles, apprenaient l'effort et l'endurance. Quant au jeune athénien, à partir de douze ans, après avoir été initié à la lecture, à l'écriture et à la musique, il était inscrit dans une palestre (gymnase de l'époque). Il y apprenait des sports tels que la lutte, le javelot et le lancer de disques tout comme la course. Son éducation était alors considérée comme complète.

Pour développer encore plus l'esprit, il pouvait ensuite accéder aux mathématiques et à la philosophie. La santé, elle, était enseignée en Grèce d'Asie. Hippocrate, né à Cos était le plus célèbre d'entre eux. Les médecins formés étaient, pour certains, attachés à des gymnases et aux armées. Sport et santé dans la Grèce antique sont aussi largement représentés dans le Péloponnèse avec Olympie, siège des premiers jeux entre cités, et Epidaure. Dès le Ve siècle avant J.-C., avait lieu à Epidaure, tous les quatre ans, une fête combinant épreuves gymniques et musicales en l'honneur du dieu médecin *Asclépios,* ou *Esculape.* Epidaure était une ville réputée, où des pèlerins venaient de toute la Grèce dans l'espoir de guérir.

Epidaure veut littéralement dire en grec « agir sur l'âme ». Les médecins prêtres n'agissaient pas uniquement sur le corps malade. Nous voyons donc que les anciens mariaient les exercices corporels aux exercices intellectuels, que la santé dépendait aussi bien des soins du corps et des soins de l'âme.

Aujourd'hui, la langue grecque a perdu du terrain dans l'enseignement de nos collégiens, et le langage « SMS » envahit les dissertations d'une manière inquiétante. Quant aux tenues vestimentaires, il est presque inutile d'écrire que les curseurs ont bougé, au point que le survêtement et les chaussures de sport sont devenus des « must » du quotidien.

La société admire la force des rugbymen et leurs corps « bodybuildés » pénètrent les foyers à travers de sulfureux calendriers. Le sport aujourd'hui envahit tout mais aide à mieux avaler la pilule des mauvaises conjonctures économique et politique.

Les Américains avaient donné le ton, il y a quelques années déjà !

Maintenant, nous nous habillons « sport » et nous consommons « sport ». Courir est devenu un leitmotiv dans tous les sens du terme. On ne sait pas toujours après quoi on court ! Mais au moins ce qui est sûr c'est que le mouvement, l'activité physique, le sport, la marche même, à un certain degré, ont été reconnus officiellement comme bénéfiques dans les domaines cardiaque, circulatoire, dans certaines maladies neuro-dégénératives ou encore pour lutter contre le stress et l'obésité.

Beaucoup prennent sur le temps de leur repas de midi pour aller en salle de sport ou griller quelques calories en courant et ce, même sur l'asphalte. Un mal pour un bien ? Un bien pour un mal ? Déshabiller Paul pour habiller Jacques ? Je souris à moi-même en posant ces questions car quelques excès sont commis pour tenir tous ces challenges horaires. Se priver d'un repas ou se stresser pour aller faire du sport entre deux réunions importantes me font émettre quelques doutes sur les effets positifs de ce type de course contre la montre ou contre l'hygiène alimentaire…

Qui dit plus d'activités sportives dit en tout cas, augmentation potentielle de blessures en tout genre. Certains professionnels de santé préconisent des interdictions de pratiquer tel ou tel sport ; c'est sans doute justifié mais l'expérience me prouve que, malgré tout, il y a des solutions avant que ne s'abatte le couperet final de l'interdiction.

C'est sur ce point-là que l'ostéothérapie du sport prend tout son sens. Je suis en effet convaincu que ce n'est pas faire du sport qui est la cause de la souffrance, mais bel et bien le corps et ses défaillances physiques ou mécaniques.

J'ai travaillé sept années à L'INSEP, certes cela fait 30 ans, mais je peux témoigner que les sportifs de haut niveau ont très souvent besoin de soins quotidiens. Or dans ma consultation et donc avec le MPO, les sportifs de haut niveau que je suis, n'ont besoin que de 2 séances par an en prévention !

Oui cela peut surprendre, mais c'est la réalité et surtout leur réalité (les articles et interviews dans le journal *L'équipe* en sont une preuve, leurs résultats sportifs également).

La clef, ce sont ces réglages opérés en MPO et s'ils sont efficients sur les sportifs de haut niveau, ils le sont *a fortiori* sur les sportifs amateurs. Tout sportif, quels que soient son âge et son niveau, de l'enfant au vieillard peut évidemment en bénéficier.

Il y a bien sûr un distingo à faire entre les sports symétriques et les sports asymétriques, *a priori* plus néfastes. Mais le challenge reste le même, celui d'obtenir le réglage idoine de l'équilibre du bassin de celui qui souffre. De là, le bassin retrouvant sa forme, l'individu retrouvera la forme et le plaisir de l'exercice.

En fait, je pense que tout sport est bon parce qu'au-delà de ses spécificités et enjeux, il participe à détendre, à déstresser et à rendre un peu de liberté au corps et à l'esprit.

Comment interdire le golf à un amoureux de la nature, ou le tennis à celui qui aime le pratiquer en famille ? J'ai des patients octogénaires qui ont repris leurs clubs de golf et s'éclatent complètement (Armand 87 ans. Chap. 8). On leur avait pourtant interdit ce sport et conseillé d'autres alternatives qui ne leur convenaient pas.

Cette approche ostéothérapique du corps du sportif lève les tabous et déplace les limites jusqu'à parfois les pulvériser. Sa valeur ajoutée est également l'autonomie qu'elle procure à tous ces individus concernés.

De fait, j'ai envie d'aborder différemment ce large spectre du milieu sportif, et vous propose de le faire à travers la vision des quatre états émergents de l'ensemble des témoignages qui me sont faits : 1. fusion – 2. amélioration – 3. libération – 4. prévention.

Cet angle me permet également de surfer sur la palette des sports individuels et collectifs comme sur celle des niveaux pratiqués, de l'amateur au champion.

A. La fusion

Cette notion de fusion peut surprendre le lecteur mais quand deux champions cyclistes (olympique et international) me témoignent sans se concerter d'un état semblable après consultation et que deux grands cavaliers internationaux utilisent la même sémantique pour décrire ce qu'ils ressentent en remontant sur selle, cela me paraît juste de partager avec vous cette image qui, en réalité, se décline pour tous les sports ou activités qui utilisent un support matériel : selle de vélo et de cheval certes, mais également, skis, raquette, clubs de golf etc.

La fusion est possible parce que l'ostéothérapie et l'équilibre du bassin retrouvé permettent que soient absorbées les contraintes et les vibrations rencontrées dans ces sports.

L'ÉQUITATION (CSO)

Je soigne beaucoup de cavaliers français et d'autres nationalités, tant il est vrai que le MPO a fait ses preuves dans ce milieu sportif. J'y ai consacré plusieurs pages de mon livre précédent, c'est pourquoi aujourd'hui, je m'attacherai simplement à deux d'entre eux qui, pour moi, incarnent vraiment cette image de fusion.

Qu'ils aient une stature internationale ou nationale, ou bien même qu'ils pratiquent ce sport au niveau du loisir, les cavaliers, quel que soit leur niveau, sont confrontés à des pathologies musculaires, ligamentaires ou osseuses presque incontournables. Les secousses, les chutes, les stress etc.

Eric Navet et Kevin Staut sont deux grandes personnalités qui me sont chères et que j'accompagne depuis quelques années. Ils sont au top niveau de leur technique mais également de leurs performances, et leur acuité rend mes investigations encore plus passionnantes. Avec eux en effet, la notion de fusion prend tout son sens.

Eric NAVET est un de nos grands cavaliers internationaux. Il a été deux fois champion du monde, il a défendu les couleurs de la France et remporté beaucoup de concours. Dans le milieu du CSO, on l'appelle « le maestro » tant sa monte est parfaite.

Il est venu consulter la première fois en 2000. Il souffrait de névralgies récurrentes à la base du crâne, côté droit. Un véritable cauchemar. Imaginez qu'à chaque fois qu'il sautait un obstacle, si le suivant était à droite, cela lui déclenchait une névralgie rétro-optique (c'est-à-dire jusqu'à l'œil). Si cette notion de la bascule du bassin vous est acquise, vous comprendrez spontanément que son bassin présentait de fait une forte inclinaison à gauche. Il devait donc inconsciemment compenser à droite de la tête pour horizontaliser le regard. Combien d'heures par jour un cavalier de haut niveau passe-t-il sur une selle ? Combien de milliers de compensations inscrites dans sa structure osseuse ? Je n'oublierai jamais quand, à la 2e séance, il s'était exclamé : « *10 ans de souffrance envolés.* »

Depuis, je ne le vois en moyenne qu'une fois par an !

En 12 ans, son bassin n'aura bougé qu'une seule fois malgré sa cadence de monte. Et pour cause, un jour, un cheval qu'il montait pour la première fois s'était cabré et s'était renversé, avec lui dessous…

Résultat : double fracture du bassin !

Après trois mois d'immobilisation, j'ai pu intervenir sur la bascule provoquée par ce choc violent. Eric est remonté en selle. Si on l'appelle le Maestro, c'est aussi parce que sa monte est magnifique au regard, en plus de l'être techniquement. Alors pourquoi parler de fusion ?

C'est simple en réalité. Le haut niveau lui donne par définition une assiette excellente au plan technique. En revanche, un bassin en déséquilibre ne lui permettait pas une assiette anatomique.

Or le fait de vivre l'adéquation des deux assiettes va amener cet état de fusion.

L'équilibre retrouvé fait qu'il n'y a plus de compensation ni de triche. Le déséquilibre se matérialisait entre autres, par un nombre différent de trous des étrivières (sangle qui tient l'étrier et le relie à la selle) d'un côté et de l'autre. Les étrivières au même niveau, il est devenu alors plus libre dans son corps ,donc les réflexes sont devenus meilleurs, et meilleures ont été les visions de l'effort et de la piste. Cette réactivité améliorée a elle-même généré un gain de temps avéré et précieux.

La fusion vient également de la disparition de la douleur. Eric souffrait d'une cervicalgie à la base du crâne du côté droit. La rotation de sa tête de ce côté étant douloureuse, il était obligé de tourner son buste pour éviter la douleur. Cette information posturale (les cavaliers commandent avec les bras mais aussi avec les genoux et les pieds) induisait son cheval dans l'erreur et parfois sur les obstacles suivant placés à droite, sa monture faisait tomber les barres. Après les deux premières séances, quels qu'aient été les mouvements du cheval et les impératifs du parcours, Eric ne souffrant plus, les ordres donnés n'étaient plus contredits par une posture de compensation, la fusion était retrouvée.

Enfin, on peut aussi associer aux paramètres précédents, le travail des adducteurs libérés, ainsi que le travail sur les attaches de ces adducteurs.

Si par nature Eric est un homme apprécié de tous, il est un très bel exemple de fusion à tous les niveaux, en harmonie avec les humains, en harmonie avec ses chevaux. Je le remercie d'être ambassadeur du MPO.

Kevin STAUT

Est-il utile de présenter ce grand cavalier depuis ce 30 août 2009, où il a remporté avec son magnifique Kraque Boum, la médaille d'or des championnats d'Europe disputés sur les terres des Windsor ? Depuis que le drapeau tricolore a flotté dans le ciel anglais grâce à lui au son d'une vibrante Marseillaise, Kevin est devenu une star pour le plus grand bonheur de la famille du jumping. Mais le présenter comme un garçon qui sait rester simple et la tête sur les épaules, ça oui, cela reste toujours une valeur ajoutée… Il vient en consultation depuis trois ans. Il souffrait de lombalgies térébrantes et récurrentes.

Le MPO a eu un effet tangible, il me l'a écrit dans un mail et l'a témoigné dans la presse sportive. Depuis, il vient me visiter tous les six mois dans un esprit de prévention, et son palmarès ne cesse de grimper vers les sommets de la compétition.

« *Depuis le réajustement de mon bassin, je me sens beaucoup mieux dans mon corps. Cette liberté de mouvement me permet de continuer à évoluer dans ma technique et mon bien-être à cheval. Je dispose ainsi d'une plus grande liberté de mouvement et d'une meilleure assiette. Je te remercie à nouveau. Amicalement.* »

De la selle du cavalier à celle du cycliste sur piste, il y a en commun des bassins malmenés, des souffrances physiques dues aux exigences de la compétition de haut niveau mais aussi de bonnes assiettes retrouvées, des médailles et des heures de gloire et de bonheur.

LE CYCLISME SUR PISTE

Le vélo à la différence du cheval, a été créé par l'homme, pour lui-même et à son image, une selle horizontale et deux pédales de même longueurs. Rapide florilège :

Michaël d'ALMEIDA

Champion sur piste avec un très beau palmarès, il souffrait de lombalgies chroniques. Soigné à l'INSEP et en partie par la méthode Mézières qui le soulageait mais ne lui permettait pas de « chevaucher » sa machine correctement, il est arrivé au cabinet en 2009.

Il a fallu deux séances pour libérer les tensions et remettre sa base en équilibre. Sélectionné pour les Jeux Olympiques de Londres en juin 2012, il en repartira détenteur d'une médaille d'argent par équipe.

Arnaud TOURNANT

Déjà cité dans le premier chapitre, je rappelle juste qu'entre 2003 et 2008, il a gagné quinze médailles olympiques et mondiales. En cinq ans son bassin n'avait bougé qu'une seule fois. Pour lui, la prévention étant une démarche fondamentale dans l'exigence de son métier, il garde le rythme de deux séances par an.

Si je vous parle succinctement de ces deux magnifiques sportifs, c'est du fait d'un autre dénominateur commun que je leur ai découvert, outre leur véhicule et leurs prouesses, leur dialectique ! Après les deux premières séances, et sans s'être concertés, ils m'ont l'un comme l'autre dit : « *Je colle au vélo au millimètre, j'ai gagné en performances* ».

LE SKI

Avec le ski, l'état de fusion prend un sens un peu différent. À travers le cas d'une patiente, une jeune trentenaire, qui porte un nom célèbre dans le monde du ski alpin, je m'en explique. Parisienne aujourd'hui, elle retourne dans le cirque blanc à chaque congé. Ce qui est intéressant dans son cas, c'est son témoignage lorsqu'elle rechausse ses skis après deux séances.

Virginie témoigne d'une sensation immédiate de stabilité et de totale symétrie dans ses virages devenus identiques. Sensation très nouvelle puisqu'en effet le virage du côté où le bassin est le plus bas est toujours ressenti comme le meilleur des deux virages (effet dahu ?).

Le commentaire de son père, entraîneur du haut niveau, éclaire également. En effet, il a fait remarquer à sa fille que son style était plus fluide, et que ses appuis et virages étaient excellents. Il constata une très nette amélioration par rapport au séjour précédent. Il a même parlé de fusion entre sa fille et ses skis, jusque-là jamais atteinte. Cet homme n'était pas informé des consultations que sa fille avait eues au cabinet, son constat en aveugle est pour moi une sorte de blanc-seing.

Si beaucoup de mes patients skieurs ressentent cette sensation, le fait qu'elle soit exprimée par le top niveau professionnel me fait plaisir et j'en témoigne d'autant mieux que je pratique moi-même le ski. Quand je suis sur un télésiège, je ne peux m'empêcher d'observer les skieurs et je suis toujours amusé de voir que même la neige enregistre le déséquilibre de ce fameux bassin, il y a toujours un virage plus marqué que l'autre, selon le côté du déséquilibre.

LE POWER PLATE

Cet appareil, aujourd'hui, est très tendance. Initialement créé et fabriqué pour les astronautes, il est devenu l'outil incontournable de la course à la musculation. Dans notre société, toujours à courir après le temps, il est devenu indispensable de se développer les muscles rapidement et sans trop d'efforts.

Dans la stratosphère, les astronautes voyaient leurs muscles fondre du fait de l'apesanteur, c'était donc justifié. Sur la terre ferme donc au niveau du sol et avec le poids du corps, cette machine permet de conserver ses muscles, mais aussi de les développer !

Je respecte ce moyen, chacun est libre de choisir ce qu'il estime être bon ou juste pour réaliser ses objectifs, mais, comme je l'ai déjà dit ou démontré dans ce livre, le problème c'est le corps dans son déséquilibre. Sommes-nous réglés, équilibrés, pour seulement absorber les chocs, mais non pas aussi pour récupérer de ceux-ci ?

Avoir un coach, afin d'apprivoiser cette machine et l'utiliser au mieux est sûrement juste mais je me permets de sensibiliser ces professionnels aux conséquences des secousses de cette machine pour des corps en déséquilibre.

Je suis aussi convaincu de l'utilité du power plate que des bienfaits de l'équitation pour le dos, mais comprenez que pour moi ce qui compte c'est que l'utilisateur du *power plate* soit vérifié et réglé au niveau du bassin, comme devrait l'être tout cavalier.

Pour étayer mon propos, je prends l'exemple d'une femme prénommée Laurence. Elle est âgée d'une quarantaine d'années. Il y a trois ans, passagère d'un véhicule Espace roulant de nuit, elle s'était endormie. Pour plus de confort, elle avait étendu ses jambes en posant ses pieds sur le tableau de bord. Un obstacle inattendu surgit dans le halo des phares du véhicule, une harde de sangliers ! Le choc à 120 km/h sera tel que des sangliers seront trouvés à près de 400 mètres de l'impact !

Le pied gauche de Laurence plus en appui sur le tableau de bord recevra une force contraire maximale, elle avait l'impression que son fémur s'était enfoncé dans son bassin. C'était d'autant plus fort qu'elle n'avait pu anticiper, étant endormie. Les douleurs du membre résultant de ce choc dureront plus d'un an, alors qu'il n'existait aucune fracture. C'était également une année entière de rééducation. Finalement les tensions ont fini par lâcher.

Tout semblait bien aller pour elle jusqu'à ce qu'on lui prodigue un renforcement et un entretien musculaire sur *power plate*. Après moins de cinq séances, toutes les douleurs reviennent.

Elle arriva alors à mon cabinet. Pour moi la réapparition de ses douleurs tenait principalement à deux choses. La première, c'est que l'impact du fémur sur son os iliaque l'avait fait basculer et fixer en rotation postérieure, ce qui ,en soi, est déjà très douloureux. La seconde, c'est que toute la souffrance de sa jambe s'était inscrite dans la zone relais d'innervation de son dos, zone qui irrigue les tissus concernés (espaces intervertébraux lombaires et sacrés L4/L5, L5/S1, S1/S2).

Trois séances sur son bassin et ses vertèbres ont libéré les souffrances engendrées par le power plate et, qui sait, toutes celles qui précédaient l'accident. L'équilibre étant retrouvé, une réutilisation du power plate après l'accomplissement de ce travail n'était plus à proscrire. Il devient même une valeur ajoutée dans la reconquête de ses facultés physiques.

Qui dit fusion, dit potentiellement amélioration car pour atteindre cette sensation tangible de fusion, il faut avoir traversé plusieurs étapes depuis le stade de la pathologie exprimée dont l'amélioration en est une au plan physique, mais aussi l'amélioration au niveau de la pratique sportive et des performances.

B. L'amélioration

J'ouvre ce deuxième volet par le témoignage d'une personne qui témoigne avec justesse de son cheminement. Elle n'est pas une sportive de haut niveau comme les cas cités précédemment, mais elle est une grande sportive qui pratique de façon régulière et exigeante. Adhérant totalement à son propos, je vous le livre *in extenso* et n'y ajouterai aucun commentaire.

LA RANDONNÉE : NATHALIE

« J'ai 45 ans. Je suis ingénieur à Toulouse dans le secteur spatial. J'ai été pendant de nombreuses années, une adepte des randonnées en montagnes. C'était mon mode de vacances privilégié. En 1998, à deux ou trois reprises au cours de randonnées, dans les descentes, j'ai éprouvé une légère douleur au genou gauche. Comme je devais partir l'été suivant pour de grandes randonnées en montagne, je me suis demandé si mon genou me le permettrait réellement. J'ai donc consulté. Le 1er examen effectué, une radio du genou, n'a rien révélé. À ce moment-là, j'ai dû insister pour bénéficier d'un examen plus poussé, à savoir un arthro-scanner. Celui-ci a mis en évidence une arthrose du genou.

J'ai alors décidé d'arrêter les grandes randonnées pour ménager mon genou. J'ai également commencé le traitement médicamenteux que je devrais, d'après le médecin, poursuivre tout au long de ma vie, pour ne pas soigner ou arrêter l'arthrose mais simplement pour en ralentir le processus. J'ai poursuivi ce traitement pendant environ deux ou trois ans jusqu'à ce qu'une grève de médecins m'empêche de le renouveler à la date voulue et que la lassitude, aidant, je l'arrête. Comme je ne sollicitais pas trop mon genou, l'arthrose s'est faite oublier.

Et puis au printemps 2005, j'ai commencé à ressentir une petite douleur insidieuse à la hanche gauche. J'ai immédiatement pensé à l'arthrose. J'ai néanmoins attendu une quinzaine de jours avant de consulter un médecin, espérant, sans trop y croire, que la gêne disparaîtrait. Le diagnostic est venu confirmer mon pressentiment, à savoir : arthrose de la hanche gauche, moins avancée néanmoins qu'au genou. Lors du diagnostic, le médecin a cependant ajouté que, d'ici 10 à 15 ans, je devrais envisager une prothèse de hanche. Ce pronostic m'a fait l'effet d'un électrochoc. J'ai ressenti cette perspective comme une perte de mon intégrité physique. J'ai alors décidé d'explorer d'autres voies que celle, de la médecine officielle. Peut-être aurai-je quand même besoin de recourir un jour à une opération, mais je ne veux pas l'accepter comme une fatalité inéluctable.

C'est à ce moment-là que je suis tombée, par hasard (mais est-ce vraiment le hasard?), sur une présentation du premier livre de Nicolas Bounine. Le résumé proposé m'a laissé penser que je pourrais y trouver des pistes intéressantes. Dès que j'ai eu commencé, ce que je lisais, entrait en résonance soit avec des convictions personnelles, par exemple l'approche holistique de la santé proposée, soit avec des affirmations, telles que l'importance du bassin, entendues de la bouche de personnes avec lesquelles je travaille la voix ou le corporel.

Au fur et à mesure de ma lecture, j'étais de plus en plus convaincue que je devais aller consulter ce thérapeute. J'ai cependant différé la prise de rendez-vous pendant deux à trois semaines car une partie de moi craignait un peu les réactions possibles de mon entourage à l'annonce d'une consultation déterminée sur la seule foi d'un livre. Une autre partie avait, quant à elle, l'intime conviction que je devais y aller, peut-être pour rien, mais que je devais aller vérifier si mon bassin était bien équilibré ou pas.

Je suis donc arrivée chez Monsieur Bounine le 4 juillet 2005. Dès le début de l'examen, il m'a dit que ma hanche gauche était 2 bons centimètres plus haute que ma droite et que ce décalage ne datait pas d'hier. Il m'a également demandé si un examen de la hanche avait été prescrit à l'époque du diagnostic de l'arthrose du genou. Ma réponse négative ne l'a pas surpris.

Lors de ce premier rendez-vous, il m'a rééquilibré le bassin. Lorsque je me suis remise debout à la fin de la séance, je me suis sentie bien en appui sur mes pieds, avec quatre points de contact au sol, les deux séries de coussinets et les deux talons. J'ai alors réalisé que je n'avais pas eu jusqu'à présent une conscience claire de mes appuis. Je suis ressortie de la consultation ravie de me sentir mieux en appui au sol, de savoir mon bassin rééquilibré avec, comme conséquence, le ralentissement de l'usure accélérée des cartilages, aussi bien du genou que de la hanche. Depuis je suis retournée deux fois consulter pour vérifier que mon bassin n'avait pas bougé, et consolider le travail effectué lors de la première séance.

De cette expérience, je tire plusieurs apprentissages :

– J'ai eu raison de faire confiance à mon intuition en allant le consulter sur la foi de son livre.

– L'approche via la médecine classique, qui traite les malades par morceau ou par symptômes et que j'ai rencontrée lors de mes consultations en 1998 et en 2005, montre ses limites pour ce type d'affection, et a retardé en ce qui me concerne, une contribution à un mieux aller en me faisant croire qu'il n'y a rien à faire à l'arthrose.

– Heureusement que des gens osent explorer d'autres voies, expérimenter d'autres méthodes thérapeutiques et ont le courage d'en parler.

– Je ne renie pas la médecine classique mais j'ai acquis la conviction qu'elle n'est pas la seule option. »

LA NATATION

Pour ce sport, il ne m'apparaît pas nécessaire d'enrichir cette page de témoignages pour en prouver les bienfaits. Mais je tenais à citer cette discipline dans ce chapitre, car je ne partage pas tout ce qui est dit à propos de certaines nages.

Grâce à la poussée d'Archimède, tout le monde sait que la portance de l'eau permet au corps et au dos de vivre moins de contraintes pour une meilleure glisse.

Ce sport est recommandé à bien des égards pour inviter le corps à la détente et au bien-être, donc à la libération des tensions ou au moins à une amélioration. Si le crawl et le dos crawlé enchaînent des mouvements alternés des bras et des jambes, donc une symétrie avérée, la brasse elle, tout aussi symétrique, et, de plus, synchrone entre les membres inférieurs et les membres supérieurs, se trouve décriée du fait qu'elle induirait une cambrure forcée.

C'est là que ma vision est différente. En effet je ne pense pas que la brasse en elle-même soit mauvaise. Je pense simplement que si la personne qui la pratique a un bassin en déséquilibre, donc pas horizontal, sa ligne d'épaules, sa ligne de la tête et donc celle du regard ne peuvent pas l'être non plus.

Cette asymétrie corporelle va donc entraîner obligatoirement un travail différent des deux côtés du corps et donc des chaînes musculaires du dos, allant du bassin à la tête. C'est celui-là même qui va entraîner des contractures, le corps ne pouvant jamais se régler ni s'adapter avec un pincement plus marqué d'un côté aux lombaires et aux cervicales. La cambrure en sera donc plus accentuée d'un côté.

Le fait de vivre sa cambrure de manière asymétrique sur des années va créer un contact plus marqué d'un côté et permettre à une douleur de s'installer insidieusement. Alors ne mettons pas en cause injustement la brasse quand encore une fois c'est le déséquilibre du bassin qui est responsable de ce mal.

Je pense là surtout à ceux qui souffrent de lombalgies ou de sciatiques où, la plupart du temps, les disques intervertébraux sont impliqués (hernie discale). On leur déconseille toujours la brasse en l'incriminant d'augmenter la lordose physiologique donc la cambrure. Or cette cambrure permet justement d'éviter la migration postéro-latérale de ces disques. J'ajoute de surcroît qu'elle permet également d'entretenir une bonne musculature pour le dos. Gardons à l'image, la recommandation faite aux mamans de mettre leur bébé sur le ventre dans leur parc d'éveil afin de muscler leur petit dos.

Ne préconiser que les nages sur le dos est donc bien dommage d'autant que la brasse peut également être pratiquée en douceur.

LE TRIATHLON : RENCONTRE AVEC UN PRATIQUANT DE L'EXTRÊME, UN TRIPLE IRON MAN

La discipline du triathlon est très particulière, elle associe trois épreuves qui se succèdent, natation, cyclisme et course à pied. Les distances varient selon les compétitions. L'enchaînement des 3 épreuves, sans pause de la part des concurrents ,leur impose, en plus d'être performants dans chacune des disciplines, d'effectuer des transitions rapides (feu) entre deux épreuves. Les compétiteurs doivent ainsi enlever le plus rapidement possible leur combinaison de natation à la sortie de l'eau et enfiler leur casque (obligatoire) avant de sauter – au sens propre le plus souvent – sur le vélo. Ils doivent, de même, descendre de manière efficace de leur monture une fois la partie cycliste achevée, et enfiler le plus rapidement possible leurs chaussures de course à pied. La rapidité à effectuer les deux transitions (noté souvent T1 et T2) peut s'avérer déterminante sur des triathlons courts, en particulier lors de ceux autorisant le drafting : « attraper le bon paquet à vélo » est alors très important voire déterminant pour le reste de la course, et une mauvaise transition peut coûter de précieux efforts pour revenir dans le peloton.

Je suis plusieurs adeptes du triathlon mais il en est un, François, dont le parcours est vraiment étonnant, il est un véritable ironman c'est-à-dire, pour les néophytes, qu'il est dans la catégorie la plus élevée. Les distances sont les suivantes :

natation, 3800 mètres, cyclisme, 180 km et courses à pied, 42,195 km !!! Mais lui, il a fait encore plus ! Je vous livre son témoignage :

« *Sportif de haut niveau, triathlète spécialisé dans l'ultra-endurance, j'ai effectué toute ma carrière sportive en pratiquant la course à pied d'abord, et le cross-country, puis le triathlon et les courses de montagne l'été, la raquette à neige et le ski de fond l'hiver.*

À l'âge de 22 ans, au retour d'une séance de vélo, je m'étirais, suspendu à une barre, les pieds à l'équerre. Un ami m'a pris par surprise, j'ai lâché la barre et je suis tombé sur le coccyx, respiration coupée, sans plus pouvoir bouger, ce qui m'a valu un retour en coquille à la maison.

J'ai assez vite récupéré de cet accident très spectaculaire, j'ai repris l'entraînement, et j'ai obtenu, trois ans plus tard, le titre de plus jeune performer mondial du triple Ironman (12 km natation, 540 km vélo et 126 km course à pieds) en 53 heures : j'avais 25 ans.

Entre la date de cet accident et aujourd'hui, il s'est passé 22 ans.

Progressivement, pendant ces vingt et quelques années, j'ai ressenti des douleurs au niveau dorsal, puis des blocages sont apparus, de plus en plus réguliers. Deux à trois fois par an d'abord, très rapidement jusqu'à 6 à 10 fois par an, entraînant l'obligation de m'aliter et de prendre des anti-inflammatoires à forte dose. Bien sûr aussi, je suis passé entre les mains de nombreux chiropracteurs et kinésithérapeutes, qui m'ont soulagé momentanément, mais toujours, les blocages se reproduisaient et je me retrouvais alité entre un et quatre jours, chaque deux mois ces derniers temps.

Un des derniers épisodes en date, à l'été 2011, sans doute le plus impressionnant, est intervenu au retour d'une sortie en montagne, j'ai passé 22 jours les 11 premiers dans un refuge dans l'impossibilité de quitter mon lit et de me déplacer jusqu'à une ambulance ou un brancard.

C'est quelques mois plus tard, en mai 2012, qu'un ami, dirigeant d'entreprise, m'a conseillé de visiter Nicolas Bounine.

Au cours de la première séance, N. Bounine a replacé mon bassin qui avait 2,5 centimètres de différence de hauteur entre les deux articulations sacro iliaques !

À l'occasion de la deuxième séance, il a travaillé sur mon os sacrum, sur la base du crâne et les points douloureux ou fragilisés de ma colonne vertébrale, autour notamment de D4 à D9. Au cours de cette seconde séance qui a duré près d'une heure quinze, j'ai souffert, pleuré, gémi, exprimé ma détresse sous la pression de ses doigts. J'ai aussi beaucoup perdu d'eau : la sueur était abondante.

En sortant de ce second rendez-vous, j'ai repris immédiatement une vie active, il m'a fallu tenir des horaires professionnels extensibles, avec des voyages de nuit, des affaires difficiles à gérer (je dirige mon propre cabinet de conseil en intermédiation financière).

Les premiers jours, des douleurs non invalidantes sont réapparues, dans le dos et à la base du cou. Mais aussi, une forme d'instabilité et d'inconfort au niveau sternal et des vertèbres dorsales supérieures, j'ai dû appliquer du FLECTOR pendant deux jours, j'ai dû prendre des anti-inflammatoires (1 ou 2 Advil par jour). Et pour corser le tout, j'ai attrapé une bronchite qui m'a fait beaucoup tousser, avivant les douleurs thoraciques. Cette situation d'instabilité a duré environ 5 jours. Après quoi j'ai retrouvé de la force et de l'équilibre dans tout le dos. J'ai pu me rendre à mes rendez-vous à vélo dans Paris, parcourir de longues distances à pieds avec mes bagages. J'observais que mon bassin était à la fois mobile et solide, et je peux témoigner que ma colonne dorsale s'est considérablement affermie. Restaient quelques douleurs occasionnelles à la base du cou, douleurs latérales, à droite ou à gauche, qui font penser à un torticolis.

Je puis témoigner du fait que je suis redevenu plus endurant au travail, capable d'enchaîner plusieurs réunions et d'affronter des situations de stress sans mal au dos. Je suis en mesure d'envisager et de mener à bien des travaux de longue haleine sans caler au bout d'une heure. Je ressens moins les variations hygrométriques. Je résiste plus longtemps à l'absence de repas. Je récupère plus vite (6 heures de sommeil, contre 7 auparavant), je me sens moins fatigué.

Sept mois après les premières consultations, je n'ai pas été alité une seule journée à cause de mon dos, bien sûr je ressens des douleurs notamment par temps humide, mais je vis normalement. Je ne prends plus d'anti-inflammatoire, je n'applique plus de Flector, je mène une vie plus intense, plus libre, plus heureuse.

Pour moi qui suis chef d'entreprise, contraint de voyager chaque semaine, et père de huit enfants, ma rencontre avec ce thérapeute a coïncidé avec une reprise en mains de mes affaires (que mes angoisses et mes douleurs physiques m'empêchaient de gérer convenablement) mais aussi avec une harmonie familiale retrouvée. (Je peux à nouveau répondre aux sollicitations de mes enfants). »

C. La libération

La différence est parfois indicible entre amélioration et libération, le cas précédent pouvait tout aussi bien être mis dans ce sous-chapitre car *in fine*, cet homme est libéré de ses souffrances, son témoignage est probant et les mails qu'il m'adressait au fur et à mesure du traitement sont comme une traçabilité de l'amélioration.

Aux vues de toutes ces histoires traumatiques et du cheminement des uns et des autres, la libération est sans nul doute une étape supérieure à la précédente dans laquelle s'inscrit la pérennité du soulagement, voire de la guérison.

Je vous fais part maintenant d'un témoignage très touchant d'une sportive de haut niveau :

LA GYMNASTIQUE : EMMANUELLE

« *J'ai pratiqué la gymnastique artistique à haut niveau pendant 6 ans, entre 11 et 17 ans, à raison de 20 heures par semaine. Malheureusement une scoliose m'a été diagnostiquée à l'âge de 12 ans (scoliose convexe à gauche de 25°) et je dus porter un corset pendant 5 ans. Le chirurgien orthopédique qui me suivait, pensait que la gymnastique était responsable de mon état.*

En effet des réceptions trop violentes sur un dos non musclé auraient décalé ma colonne, je continuais donc la gym pour muscler mon dos.

À l'âge de 17 ans on me retira le corset mais, aucune amélioration ne s'était fait ressentir. Ce même spécialiste me diagnostiqua cette fois une jambe plus courte que l'autre, et je dus porter une talonnette d'1 cm dans la chaussure gauche. Hélas la semelle m'occasionna de terribles douleurs dans la cheville droite (cheville déjà fragilisée par de nombreuses blessures) et je dus, malgré moi, interrompre toutes mes activités sportives.

Âgée de 24 ans je me sentais complètement tordue et souffrais terriblement, me supporter devenait un véritable supplice. Je devais prendre des positions particulières pour dormir et me réveillais le matin pleine de courbatures.

Il me fallait réagir, et vite, car depuis 12 ans tellement d'explications quant à la cause de ma scoliose m'avaient été données(la gymnastique, une jambe plus courte que l'autre ou une simple malformation congénitale) que je ne savais plus vers qui me tourner. Mon médecin généraliste s'est même étonné qu'on ne m'ait pas opérée étant jeune.

Heureusement, un ami de la famille me conseilla de consulter M. Bounine et me prêta son livre, «Vivre Debout». Son approche sur le bassin et sur le fait que celui soit responsable dans de si nombreux cas des problèmes de dos, m'interpella beaucoup.

Je me souviens que, lors de ma première consultation, il compara le bassin à un pot de fleur "si celui-ci n'est pas droit aucun tuteur ne suffira à redresser la plante". Je fus très surprise qu'avec des gestes doux (si on les compare à ceux des ostéopathes), il parvint à me redresser et ceci dès les premières minutes.

J'ai vraiment senti mon bassin se replacer et mon corps se réaligner, néanmoins quelques douleurs persistaient... De retour chez moi, tout le monde pouvait constater ce changement. Ils en sont tous restés sans voix.

C'est lors de ma seconde consultation, que je sentis l'effacement de toutes les douleurs, toutes les tensions que je traînais depuis des années. Je me suis tout de suite sentie soulagée.

Maintenant je suis droite, c'est incroyable, debout sur mes deux appuis, assise sur mes deux fesses et mes épaules sont parfaitement alignées. Je ne souffre plus. Je n'avais absolument pas conscience que, seul mon bassin pouvait être à l'origine de tout ce déséquilibre, alors que tout cela me semble logique maintenant.

Cette thérapie a changé ma vie. Je peux refaire du sport librement, sauter, bouger et danser sans douleurs. Je revis tout simplement et suis libre de mes mouvements. Je lui en suis entièrement reconnaissante. »

LE TENNIS

Pour ce sport, je reviens vers l'exemple de cette famille qui le pratique à différents niveaux, et qui souffre de pathologies différentes. Cette fois-ci, je fais référence au père des deux adolescents traités dans le chapitre 6. C'est un homme de 36 ans qui souffre de névralgie à la base du crâne du côté gauche. Cette douleur est le fait de l'équation : lancer de balle au service (bras gauche) + suivi du regard = déclenchement d'une hyper flexion de la nuque. Cet homme est droitier.

Comme son inclinaison de tête se fait par adaptation à gauche, vous comprendrez logiquement que la bascule de son bassin va se présenter du côté droit. Ça n'est plus à démontrer. Deux séances ont été nécessaires pour retrouver l'alignement du bassin et la libération de la base du crâne. Il joue depuis au tennis sans douleur.

LE RUGBY

Le cas de Romain est intéressant car il est la synthèse des trois états qui précèdent. Il vit aujourd'hui la fusion totale avec son corps dans la pratique de son sport et il est passé par toutes les étapes possibles de la souffrance à la libération.

Âgé de 20 ans, il était jeune senior dans un club du sud de la France. Il jouait talonneur, solide comme un pilier, mobile comme un 3e ligne. Il savait lancer la balle en touche avec la précision d'un basketteur. Bref il avait tout pour jouer au plus haut niveau et il en rêvait mais son corps l'a lâché en cours de route.

Une tendinite rebelle au bras droit lui a coupé l'accès au jeu. Ses lombaires le faisaient souffrir depuis dix ans. Inutile que je vous parle de son bassin et de la relation qu'il y a entre les symptômes et le déséquilibre que maintenant vous connaissez bien.

Bien entendu, cet athlète a eu différents rendez-vous médicaux mais aucun avec rééquilibrage et une fois de plus le syndrome de la talonnette a frappé. Il s'est trouvé un podologue pour lui en prescrire une contre toute attente.

Les bilans assis et debout que je lui fais au cours de notre première séance ont révélé un déséquilibre de plus d'un centimètre à droite (partie droite inférieure). Pour ne rien vous cacher, la semelle faisait sept millimètres et était placée sous le pied gauche !

La conjugaison rééquilibrage du bassin et suppression de la semelle libérera les lombaires, les zones cervico-dorsales correspondant à son bras droit, et les zones d'insertion de ses muscles. Vraiment les deux séances ont été éclairantes. La première lui a permis de rejouer sans douleur, sans tendinite et avec une amélioration de la lombalgie et la seconde a libéré les compensations et consolidé le tout.

Cet espoir du rugby français retrouvera donc toutes ses facultés et vivra une fusion totale avec son corps dans la pratique de son sport, fort de très bons appuis et d'un bassin idéalement placé pour talonner, pousser en mêlées et courir.

Doté d'un socle idoine pour ses lancers de balle et d'une gestuel fluide, on peut dire en résumé qu'il incarne aujourd'hui : « *un esprit libéré dans un corps libéré* ».

D. La prévention

La prévention est pour moi un état d'esprit tout autant qu'une démarche incontournable, car elle participe d'une bonne hygiène de vie.

En effet, une fois que l'équilibre a été retrouvé, il est important de le maintenir afin d'éviter les récidives et les blessures éventuelles. Je crois qu'il est apparu assez clairement à travers les exemples de sportifs de haut niveau que cette conscience-là est une vraie valeur ajoutée.

Pour les sportifs tout court (sport loisir), la vie quotidiennes génèrent des tensions et des stress qui, pour moi, doivent être libérés annuellement, même s'il n'y a pas de blessures officielles. Ne dit-on pas à certains moments de notre année, « *j'en ai plein le dos !* ».

Il n'y a aucune obligation bien sûr, chacun est libre, mais j'invite toujours mes patients à prendre conscience de cette séance préventive annuelle ou de consolidation.

Car au-delà des facteurs stress et tensions, il y a aussi la douleur et l'usure articulaire, cette fameuse arthrose, affection chronique dégénérative des articulations, qui menace tout un chacun.

> Le MPO, vous l'aurez compris, limite le frottement des articulations qui vient du déséquilibre du bassin, puisqu'il le supprime et diminue voire élimine la douleur provenant des terminaisons nerveuses présentes dans les tissus, l'os, les ligaments et les muscles.

LE RUGBY

Je reviens à nouveau à ce sport pour illustrer ce volet de la prévention. « *Un sport de brutes pratiqué par des gentlemen* » comme le décrivait Antoine Blondin. Oui, c'est un sport qui laisse des traces, et la prévention n'est pas un vain mot dans bien des situations. Heureusement ce sport peut aussi bien abîmer voire casser le corps que construire de solides amitiés.

Aujourd'hui lancé dans le bain du professionnalisme, ce sport demande plus d'exigences aux organismes. Plus spectaculaire, il a gagné en popularité. Plus d'entraînements, plus de contacts, plus de muscles et plus de vitesse génèrent plus de risques. Les blessures surgissent très tôt. Une rupture de ligaments croisés ne se voyait pratiquement pas avant l'âge senior. Le rugby d'antan avait un temps de maintien de ballon donc de jeu beaucoup plus court qu'aujourd'hui. Il était un rugby avec plus d'évitement et de jeu dans les intervalles. Aujourd'hui la vitesse, les gabarits plus importants aux mêmes postes entraînent plus de contacts directs. Je comparerai ces organismes body-buildés à nos voitures d'il y a 50 ans. Elles paraissaient indestructibles. En fait, elles n'avaient aucune souplesse.

Quentin et Damien sont deux joueurs qui vont illustrer ce propos.

Quentin *(champion d'Europe à 19 ans)*. À l'âge de douze ans, il avait été opéré d'une rupture de ligaments croisés. Il arriva au cabinet à 18 ans, 1,82 m/90 kg. C'est un joueur très vif, très rapide, mais régulièrement lâché par son corps à cause de claquages. Paradoxalement le jour où il vînt la première fois, il n'était pas blessé.

Nous avons fait quatre séances dans les six mois qui ont suivi car ses claquages récidivants étaient toujours au même endroit, c'est-à-dire la partie postérieure de la cuisse gauche, du même côté que celui opéré ! Une fois que nous avons libéré cette mémoire traumatique il a rejoint l'équipe de France des moins de 19 ans, et ensemble ils sont devenus champion d'Europe. Vive la prévention !

Damien. Demi d'ouverture du PUC. Pour les aficionados, il joue en fédéral 1. De très fréquentes douleurs du dos polluent sa vie et, à 25 ans, il ne peut échapper à l'opération d'une pubalgie. Je le reçois cinq ans après, il a 30 ans. Nous faisons 3 séances. Il rejouera et passera 18 mois sans aucun problème ni aucune blessure.

Sa sagesse le fait revenir pour de la prévention, le bassin ne bouge pas malgré son jeu et les marathons qu'il ajoute à ses trophées. De la prévention pure.

LA DANSE

Les danseurs souffrent bien souvent d'arthrose. Il est une de mes patientes dont je vous ai livré le témoignage dans le chapitre 7, Claire, mais j'aurais aussi bien pu l'intégrer dans celui-ci, tant son cas surprend les médecins de l'INSEP. Non seulement elle n'a pas d'arthrose mais sa mère, qui n'est pas danseuse, elle, est arthrosique au point qu'elle a dû subir une opération et bien entendu, se retrouver avec une prothèse. Je suis convaincu que c'est grâce à ce travail d'équilibrage, de maintien et de prévention qu'elle n'a pas développé l'arthrose qui touche ses consœurs de la profession.

Pour conclure ces pages dédiées à ces quatre états de *fusion – amélioration – libération – prévention*, j'aimerais vous faire partager ce qui compte le plus pour moi : voir mes patients libérés moralement et retrouver l'espérance d'être heureux dans la réalisation de ce qu'ils aiment faire, pratiquer et vivre.

Michel est un adulte à la retraite (champion de F1) et son témoignage parle de lui-même.

«*Ancien Pilote automobile de F1, j'ai, aussi loin que je me souvienne, toujours beaucoup souffert de la colonne vertébrale.*

À l'âge de 15 ans, je souffrais déjà du dos et du cou, on diagnostiqua très vite une importante scoliose qui ne, m'a depuis, pas quitté.

J'ai consulté pendant quelque temps un chiropracteur qui, à l'époque en 1960, semblait être la solution miracle. Mais le fait d'entendre mes vertèbres craquer ne me disait rien qui vaille. On m'a, alors, confié aux mains de différents kinésithérapeutes et ostéopathes avec plus ou moins de succès.

En 1968, j'ai commencé à faire de la compétition automobile et mes problèmes de lombaires et de cervicales sont devenus récurrents.

J'ai, alors, fait la connaissance, à un an d'intervalle, de deux personnalités très compétentes chacune dans leur domaine, et qui sont ensuite devenus des amis ; c'était en 1971 et 1972.

L'un, kinésithérapeute de formation, mais aussi nutritionniste et sophrologue, pratiquait un massage exceptionnel de la colonne vertébrale. Il parvenait ainsi, chaque mois, à me soulager, pour un temps, de ma souffrance – qui était parfois tellement aiguë qu'elle devenait un réel handicap dans l'exercice de mon métier de pilote.

J'ai, par ailleurs, pratiqué avec lui la sophrologie à haut niveau ,et cela m'a permis d'aborder les courses dans des conditions physiques et mentales exceptionnelles.

L'autre était ostéopathe, acupuncteur et iridologue – avec manifestement des dons de rebouteux hérités de sa grand-mère – et une connaissance approfondie de la médecine Chinoise, puisque diplômé de la faculté de médecine de Tapeï où il avait vécu pendant plusieurs années.

Chacun dans son domaine contribuait à « alléger » mon dos et me permettait de vivre mieux.

Au fil des années, les courses se succédant à un rythme soutenu, les douleurs ne me quittaient plus et, certains matins, je me réveillais plié en deux, incapable de me redresser. Mon ostéo parvenait à me débloquer, mais peu de temps après cela recommençait.

Plus tard, j'ai rencontré un étiopathe spécialisé dans le domaine crânien. Lui aussi fut efficace dans sa méthode et m'a permis, lors de périodes de souffrance aiguë, de retrouver ma mobilité. Nous sommes également devenus des amis.

Un autre ostéopathe, très intuitif – qui possède des mains et un ressenti remarquables – a lui aussi contribué à me sortir de l'impasse à maintes reprises.

Et puis un jour, alors que mon état s'était encore aggravé, j'ai, au cours d'un voyage, revu Nicolas Bounine – je le connaissais sans savoir au juste en quoi consistait son travail. Il me proposa de regarder mon dos et intervint sans réel succès car, me dit-il, il faut que je te voie plusieurs fois pour rééquilibrer ta colonne vertébrale depuis le bassin.

De retour à Paris, je lus le livre dont il est l'auteur : Vivre debout, *et je décidais de tenter l'expérience avec lui sans, au départ, grande conviction je l'avoue.*

Dès la première fois, mon bassin s'est équilibré, et ne s'est pas déplacé après quelque temps comme cela se produisait auparavant.

En une dizaine de séances, Nicolas a réussi grâce à sa technique unique, non seulement à rééquilibrer ma colonne vertébrale en procédant depuis sa base, mais également à m'affranchir le plus souvent de la douleur.

Cela fait maintenant quelques années qu'il me soigne. J'ai aujourd'hui 63 ans et je travaille toujours dans le milieu du sport automobile avec des contraintes importantes en voiture et sur les circuits automobiles.

Je le consulte plusieurs fois par an pour entretenir le résultat obtenu et continuer à faire évoluer ce dos qui est le lieu où se sont inscrits les différents traumatismes vécus au cours de mon existence.

Il est possible de comparer ce phénomène à des couches d'alluvions qu'il faut nécessairement éliminer les unes après les autres.

En conclusion, je souhaite dire toute ma reconnaissance à cette méthode ostéothérapique, qui m'a permis de retrouver un moral et une qualité de vie à laquelle je n'osais plus croire.

Ce travail mérite d'être reconnu pour ce qu'il apporte d'inédit dans le domaine, et pour le mieux-être incontestable qu'il procure. Et je parle en connaissance de cause.

Les résultats obtenus, j'en suis un exemple vivant, sont durables et non passagers comme c'était le cas auparavant. »

J'aime cet exemple, car au-delà de l'espérance retrouvée de vivre à nouveau bien et/ou heureux, il nous confirme également combien les images du « corps véhicule » et du « corps ordinateur » sont justes. Si le « châssis humain » est souple, il absorbe les contraintes au maximum de ses possibilités. Le reste des contraintes se répartit dans l'ensemble du corps mais dans un dos idéalement placé pour les vivre, puisque sa base est en équilibre.

CHAPITRE 10

HYGIÈNE DE VIE : ALIMENTATION ET RESPIRATION

Prendre conscience de la nécessité d'ouvrir les yeux, comme celle de changer d'état d'esprit, c'est permettre de transformer nos habitudes. Ne plus avoir à guérir les pathologies, mais pouvoir enfin les prévenir !

C'est là un vrai changement de mentalité qu'il nous faut opérer. Bien sûr, une telle attitude préventive implique une démarche personnelle qui fait de chacun de nous un être responsable. D'ailleurs, si être responsable de soi-même, de son bien-être autant physique que psychique, constituait une véritable clé pour notre santé individuelle, cela représenterait également un enjeu sur le plan collectif.

Alors, une démarche préventive concrète doit s'inscrire obligatoirement dans une nouvelle hygiène de vie. L'hygiène de nos pensées, évidemment, comme celles, indispensables, de notre hygiène alimentaire et corporelle.

A. Pour une nouvelle hygiène alimentaire

«*L'alimentation est notre premier remède*». Hippocrate

Une alimentation juste, saine et équilibrée, est la clé de voûte de l'immunité du corps et de l'esprit.

Petit rappel anatomique: l'estomac et les intestins (qui peuvent mesurer jusqu'à 8 mètres de long...) constituent un véritable écosystème dans le corps humain. Notre bien-être et notre santé dépendent de l'état de notre flore intestinale, puisque les défenses immunitaires y puisent leur source à 80 %. Dès que l'équilibre de la microflore intestinale se rompt, l'immunité se dérègle, ainsi que le fonctionnement de l'ensemble des organes intérieurs. Les germes pathogènes de la flore intestinale peuvent se multiplier en un temps extrêmement court. Par ailleurs, l'intestin est un organe étroitement lié à notre état d'esprit, notre psyché, notre âme car il est la cible de toutes nos réactions psychiques, de la peur à la joie, du stress au bonheur.

Après 34 années de pratique et quelques milliers de cas traités, je suis convaincu qu'une mauvaise alimentation est une source d'intoxication génératrice de carences, qui vont directement empoisonner le corps dans ses structures organique et osseuse.

Dans ses ouvrages consacrés à l'alimentation, Christopher Vasey* rappelle deux aphorismes de la médecine naturelle dont la véracité se constate tous les jours, car la détoxication est à la santé ce que la respiration est à la vie:

«*La nature profonde des maladies est générale et unique; c'est l'encrassement du terrain*»;

«*La thérapeutique doit avant tout être générale: la correction du terrain*».

De fait, les notions d'acidité, d'alcalinité, de pH etc. entrent de plus en plus dans le vocabulaire courant de l'hygiène alimentaire. Pour ma part, je résumerai mes observations à deux facteurs récurrents qui accentuent les symptômes des pathologies de l'appareil locomoteur : l'hyperacidité et la déminéralisation.

J'ajouterai également que, non seulement les problèmes de santé liés à l'acidification du terrain sont très fréquents de nos jours, mais que l'action bénéfique de nombreux traitements et remèdes peut être entravée par une modification du pH du terrain vers l'acidité.

L'ÉQUILIBRE ACIDO-BASIQUE

Procédons maintenant par ordre. Il existe dans notre corps un terrain organique idéal qui permet un fonctionnement optimum de nos organes.

Ce terrain constitué par les liquides organiques que sont le sang, la lymphe et les sérums cellulaires, représente 70 % de notre poids corporel. Il se modifie en se carençant ou en se surchargeant.

Les toxines que représentent les déchets produits par le corps (acide urique, cholestérol), associées aux poisons extérieurs (parasites, microbes, etc.), vont créer des dommages à l'organisme.

Dès lors, le traitement des troubles et des affections du corps passera par le terrain qui leur a permis d'éclore.

S'il est normal d'avoir des acides dans l'organisme, nos modes de vie et notre alimentation conduisent à une acidification accrue de celui-ci et, par conséquent, à une multitude de maux.

Un terrain acide se mesure à son pH, (la puissance à libérer des ions hydrogènes) l'unité de mesure du degré d'acidité ou d'alcalinité (basicité), étant établi sur une échelle de 0 à 14.

Le chiffre 7 indique le point d'équilibre entre acide et base. Plus l'acidité est élevée, plus le pH est faible (de 7 à 0).

Plus la basicité est élevée, moins le corps est acide et plus le pH est élevé (de 7 à 14).

À titre d'exemple, la salive est basique, pH = 7,1 ; les sucs intestinaux sont basiques, pH = 8 ; l'estomac est acide, pH = entre 1,6 et 3,2.

Par ailleurs, n'oublions pas que les déséquilibres du pH vers une hyperacidité sont dus à :

– l'apport exagéré d'acides par l'alimentation,
– la fatigue et le manque de sommeil,
– le surmenage,
– le manque d'oxygénation des tissus (dû à la sédentarité),
– la carence en vitamines et oligo-éléments qui transforment et neutralisent les acides.

Lorsque l'organisme est acidifié, nos nerfs, notre squelette, nos organes baignent dans une mare d'acides ! Voilà une image d'autant plus marquante que les acides en excès ont une action abrasive, agressive et corrosive sur nos tissus. Et comme le disait si justement Hippocrate : « *Certainement l'acide est le plus nuisible de tous les états des humeurs* ».

En excès, ces acides entraîneront donc des rhumatismes, rhumes chroniques, dépressions nerveuses, caries dentaires, ainsi qu'un manque de vitalité. L'alimentation qui, par exemple, associe amidons et fruits, miel et céréales, ou qui s'accompagne d'une consommation excessive de sucre blanc et de café, tient une part importante dans ce déséquilibre.

Un autre facteur parfois ignoré de ce déséquilibre est l'abus de sel.

En effet, le chlorure de sodium étant acide, il augmente le risque d'ostéoporose. Il sera donc conseillé de diminuer les apports de sel, et d'apporter un complément de potassium (nutriment basique) dans l'alimentation.

Cette précaution soulagera le système ostéoarticulaire et préviendra également l'hypertension artérielle et les accidents vasculaires cérébraux.

La prescription médicale d'un dosage sodium/potassium sur 24 heures confirmera très souvent cet excès de sodium. Les aliments courants riches en potassium sont : les lentilles, les pois cassés, les amandes, les raisins secs, les dates, les noix, les figues, ou encore les abricots secs.

Le potassium se trouve également, mais en proportion moindre dans les champignons, les pommes de terre, le thon, la sardine, le choux, les carottes, les bananes et les pommes.

Cet équilibre de santé repose donc lui-même sur une juste proportion entre bases et acides présents dans notre corps.

Je vois dans mon cabinet des personnes qui ignorent trop souvent combien l'hyperacidité de leur organisme constitue une cause majeure de leur pathologie. Voyons les deux exemples suivants :

• *Monsieur R. a mal partout…*

Monsieur R. est un homme d'affaires de 38 ans qui souffre du dos. De nature plutôt sportive, il accepte difficilement de lever le pied, de se modérer et de ne plus pouvoir chahuter et jouer avec ses enfants. Trois séances ont permis à ses douleurs de disparaître, mais nous y avons joint un réglage alimentaire. En effet, cet homme était en hyperacidité dès le petit-déjeuner : jus d'orange frais, café noir, pain et miel. Soit un agrume, acide par excellence, associé au café et au miel, des aliments acidifiants. En outre, on sait que le miel, en présence d'aliments glucidiques comme le pain, parce qu'il contient de l'acide formique, inhibe nos enzymes digestives et, de fait, provoque des flatulences, des nausées, des douleurs et de la fatigue. Il demeure un aliment excellent dégusté seul ou pour sucrer le thé ou les infusions.

Monsieur R. consommait également une quantité importante de viande rouge, aliment fortement acidifiant, et ponctuait régulièrement ses journées de prises de café.

Décidé à recouvrer sa santé, il supprima la consommation de viande rouge et diminua sensiblement celle de café. Il se convertit également à la phytothérapie en absorbant des tisanes de plantes dépuratives et drainantes favorables à l'élimination des douleurs rhumatismales.

- *Monsieur P. souffre de ses deux hanches*

Un spécialiste en rhumatologie alerte Monsieur P. sur les dangers d'arthrose qui le menacent, et envisage déjà une échéance opératoire. À 49 ans, ce patient joue au golf, monte régulièrement à cheval et pratique le ski annuellement. Équitation et ski lui sont désormais proscrits. À sa première visite, je constate un fort déséquilibre somatique. Notre conversation m'éclairera également sur la précarité de son hygiène alimentaire. Il avait pris la fâcheuse habitude de remplacer ses repas d'affaires (trop riches par définition) par une autre hérésie alimentaire : la consommation quotidienne de deux litres de yaourt liquide ! Hérésie à double titre : cet excès favorisait l'hyperacidité de son organisme (les produits laitiers appartenant à la famille des aliments acidifiants) et entraînait une déminéralisation réactionnelle.

En effet, pour résister à une acidité trop importante, le corps réagit en puisant les bases minérales nécessaires sur les os afin de neutraliser les acides. Démunis, os, vertèbres et articulations sont rongés à leur tour par cette acidité dont l'arthrose et l'arthrite sont les conséquences directes.

Pour Monsieur P. le double équilibre de son corps et de son alimentation composeront les deux axes de son traitement.

Depuis cinq ans, nous nous voyons deux fois l'an. Il ne souffre plus des hanches et pratique avec régularité et sans douleur les trois sports qu'il affectionne.

RÉPERTOIRE DES ALIMENTS

Sans entrer dans leur spécificité, voici une présentation simple des trois familles d'aliments : les aliments acides, les aliments acidifiants et les aliments basifiants (ou alcanilisants).

• *Les aliments acides*

À certains, aisément identifiables à leur goût comme le citron, le vinaigre ou la rhubarbe, s'ajoutent d'autres, moins caractéristiques : les laitages (lait de vache et produits dérivés tels que les fromages), les boissons industrielles (jus de fruit, limonades, boissons à base de cola, etc.), les agrumes (mandarine, pamplemousse, orange...), certains fruits (groseilles, cassis, framboises), certains légumes (tomates, oseille, cresson), ou encore la choucroute et le miel.

• *Les aliments acidifiants*

Le sucre blanc, les sucreries, la viande, la charcuterie, les œufs, les huiles raffinées, certaines céréales et légumineuses (soja, haricots), le café, le thé et le vin etc., appartiennent à cette catégorie. Le sucre blanc raffiné en est une des pièces maîtresses car, à l'étape technique du raffinage, il perd ses vitamines et ses oligo-éléments.

• *Les aliments basifiants ou alcalinisants*

Les légumes verts crus ou cuits, les carottes, les betteraves, les salades, les haricots verts, les choux, les pommes de terre (aliment clé de la lutte contre l'hyperacidité), les amandes, les châtaignes, les bananes, les fruits secs (excepté l'abricot), le petit-lait frais... La liste n'étant pas exhaustive.

TRAITEMENT ET DRAINAGE DES TOXINES

Maintenant que nous comprenons la dimension stratégique de l'équilibre acido-basique pour notre santé, et son rôle préventif sinon immunitaire pour notre corps, abordons sept manières, de drainer les toxines de l'hyperacidité.

• *Le réglage des apports acides.*

– une protéine par repas étant indispensable, préférez les œufs, les viandes blanches ou encore le poisson à la charcuterie et à la viande rouge.

– diminuer ou supprimer les aliments acides ou acidifiants des différents repas. Exemples : jus d'orange, confiture, café, sucre, vinaigre, tomate, miel, etc.

– associez toujours un apport basique à un apport acide. La pomme de terre, par exemple, est un élément basique idéal.

• *Le réglage des carences en vitamines et oligo-éléments.*

Substances indispensables aux réactions bio-chimiques du corps, les vitamines et les oligo-éléments sont les véritables activateurs complémentaires des enzymes pour donner de l'énergie.

Beaucoup d'acides résultent de mauvaises réactions biochimiques dues à une carence en vitamines et oligo-éléments.

Pour transformer les substances chimiques, le corps doit les faire passer par une série de transformations préalables qui modifient progressivement la substance de base. La première étape de transformation s'effectue en absence d'oxygène (anaérobie) et produit des acides, l'étape suivante en présence d'oxygène (aérobie) transforme ces acides en eau, en dioxyde de carbone et en énergie.

C'est le cas pour le glucose (le sucre) dont nous connaissons la production d'énergie nécessaire à l'organisme.

Si nous consommons du sucre blanc raffiné (donc privé de ses vitamines et oligo-éléments), la deuxième phase de transformation n'aura pas lieu par manque d'activateurs.

Il n'y aura pas de production d'énergie et les acides se répandront dans l'organisme.

Ce processus se reproduit pour les huiles quand elles sont chauffées industriellement.

Ces deux produits étant indispensables à notre alimentation quotidienne, il est conseillé de privilégier, pour le sucre, celui de canne ou sucre roux, et pour les huiles, celles de 1re pression à froid.

• *L'oxygénation de l'organisme.*

Grâce à l'activité physique, l'oxygénation du corps facilitera la transformation des acides. Pour cela, une marche quotidienne (de 30 à 60 mn) reste l'un des meilleurs procédés.

• *Les compléments minéraux.*

Les citrates alcalins vendus en pharmacie et dans les magasins diététiques peuvent être indispensables pour résoudre les problèmes d'acidité. Ceux-ci seront pris ¾ d'heure avant les repas, dans des tisanes ou directement sur les aliments, pendant les repas.

• *Le drainage des acides.*

Il s'opère de deux manières :

– par les reins, à l'aide de plantes diurétiques (décoction de queues de cerises ou d'Aubier de tilleul, infusion de cassis, etc.)

– par la peau, grâce à la méthode du bain hyperthermique (entrez dans un bain à 37 °C, puis augmentez la température jusqu'à 42 °C ; le tout pendant 1/4 d'heure. Il est ensuite fortement conseillé de se reposer en position allongée pendant une 1/2 heure. L'exercice, à recommencer, dans l'idéal, tous les jours pendant trois semaines, permet une ouverture progressive des pores et rend pérenne l'élimination des déchets au sortir du bain. Certaines plantes favorisent également l'action d'élimination par la peau : le sureau en infusion ou encore la bardane en décoction.).

• *L'hygiène intestinale.*

Dans son livre *L'alimentation ou la troisième médecine**, le Docteur Seignalet constate que la perméabilité de l'intestin grêle est à l'origine de nombreuses pathologies.

Organe clé, l'intestin grêle représente une véritable barrière entre l'organisme et certains facteurs polluants de l'environnement (bactéries, déchets alimentaires, etc.).

Ainsi, une paroi intestinale fragile facilitera et le transfert de molécules volumineuses (protéines) à travers sa muqueuse et leur propagation dans le sang. Il en résultera, dans le meilleur des cas, des problèmes d'intolérance (lait de vache, gluten, etc.) et l'apparition de migraines, que soulagera bienheureusement la suppression de l'aliment responsable.

Toutefois, certaines bactéries comme certains aliments ou médicaments plus nuisibles encore (antibiotiques, anti-inflammatoires non stéroïdiens (AINS), salicylés (aspirine) et corticoïdes, mais également des pesticides, des polluants et le tabac) représentent également un risque potentiel d'hyperperméabilité de l'intestin grêle.

Une déficience qui permet alors aux déchets bactériens et alimentaires en quantité excessive de pénétrer dans la circulation générale et de favoriser l'installation de maladies…

• *La reminéralisation.*

Quand un organisme souffre d'hyperacidité, les toxines acides généreront une déminéralisation dont souffriront les os et les articulations. Il est donc important, après avoir drainé les toxines, de re-minéraliser l'organisme. C'est une étape réalisable par :

– un apport de protéines, surtout animales (c'est en effet la trame protéique qui capte les minéraux) ;

– un apport de vitamine D nécessaire pour fixer le calcium dans le squelette. Présente dans certains poissons : hareng, morue, flétan, thon et également dans les œufs ;

– un apport de vitamines D par une exposition au soleil. Celui-ci produit en effet de la vitamine D au niveau de la peau en quantité supérieure à celle de l'alimentation (en tout cas dans les régions ensoleillées).

– la pratique d'exercices physiques qui, favorable à l'oxygénation, dynamisera la circulation générale de l'organisme ,stimulant toutes ses fonctions.

PRINCIPES ALIMENTAIRES ET CONSEILS

Aujourd'hui, comprendre le rôle essentiel de l'alimentation dans notre capital santé induit le désir de transformer au quotidien nos habitudes alimentaires. Raison pour laquelle ce chapitre a pour vocation de donner des principes de base, simples et accessibles.

Les aliments se présentent sous deux formes : solide et liquide, répertoriés dans trois catégories : les protides, les glucides et les lipides. Certains aliments peuvent appartenir à deux catégories, comme les légumes par exemple.

• *Les protides ou protéines* (substance constituée d'un ou de plusieurs acides aminés) ont une double origine, animale et végétale. Les protéines animales comprennent les viandes, les œufs, les fruits de mer, les crustacés, les laitages. Les protéines végétales, les pommes de terre, les champignons, les céréales, les légumes secs. Elles représentent 20 % de notre consommation.

• *Les glucides* (composants fondamentaux de la matière vivante constitués de carbone, d'hydrogène et d'oxygène et jouant un rôle énergétique pour l'organisme) sontsurtoutd'origine végétale. Les sucres lents (ou glucides complexes) ont un indice de glycémie faible permettant au glucose d'atteindre lentement le sang. Les sucres rapides (miel, confitures, fruits, jus de fruits, les limonades ou sodas, les sirops et les pâtisseries) et certains produits laitiers (lait) ont, en revanche, un indice glycémique élevé et permettent au glucose une pénétration rapide dans le sang. Les glucides représentent 50 % de notre alimentation quotidienne. Il est conseillé de privilégier les sucres lents. Certains sucres rapides étant même à proscrire (limonades, sodas...).

• *Les lipides* (autre composant de la matière vivante constitué d'acides gras faisant partie des structures cellulaires et jouant un rôle énergétique) ont une origine animale ou végétale. Ils sont formés par les acides gras insaturés contenus dans les huiles végétales de première pression à froid et dans les poissons des mers froides (morue, flétan, maquereau, sardine) et par les acides gras saturés issus des viandes et des charcuteries. La consommation des lipides représente 30 % de notre ration alimentaire.

COMMENT S'ALIMENTER ?

« *Le petit-déjeuner doit être un repas de roi, le déjeuner un repas de prince, le dîner un repas de pauvre.* »

La pertinence de cet aphorisme du Docteur C. Kousmine* nous fait réaliser combien nous avons inversé l'ordre ou l'équilibre de nos repas. Nos petits-déjeuners sont en effet bien souvent expédiés, faute de temps et de faim ; les déjeuners ressemblent à du bricolage expéditif ou, a contrario, à des repas d'affaires trop riches ; les fins de journées source de grignotage et les soirées d'orgies...

Un dîner trop copieux ou pris trop tardivement provoquera des malaises, des ballonnements ou des flatulences qui altéreront la qualité du sommeil et couperont l'envie d'un bon petit-déjeuner, pourtant condition indispensable à une journée pleine d'énergie.

Cette inversion des repas se transforme insidieusement en une spirale infernale, source de fatigue, de coups de pompe et de malaises.

Mes patients adultes connaissent bien ce scénario. Quant aux jeunes qui « zappent » souvent leur petit-déjeuner, ils tombent inéluctablement dans le travers du grignotage.

Ces entre-repas déclenchent un début de digestion en libérant des sucres bilio-pancréatiques qui agressent la muqueuse intestinale. D'un phénomène naturel, nous faisons par cette multiplication d'amorce de digestion un phénomène excessif. Tout cela conduit à terme à une inflammation chronique des intestins.

Ce grignotage permanent peut également être le fait de carences dues à des régimes ou à des pratiques alimentaires sévères (crudivorisme, végétalisme…).

Grignoter c'est donc redémarrer une nouvelle digestion, mais c'est aussi arrêter celle du précédent repas.

Deux actions qui, à long terme, fatigueront et affaibliront l'organisme.

COMMENT ÉQUILIBRER LES REPAS ?

Sachez qu'un tiers de notre ration quotidienne doit être cru (crudités et fruits). Pour le reste :

• *les féculents ou sucres lents* : pommes de terre, riz, pain, pâtes etc. sont indispensables aux repas les plus importants : le petit-déjeuner (repas de roi) et le déjeuner (repas de prince). Si en consommer au dîner reste parfois incontournable (par respect pour la maîtresse de maison…), essayez de ne pas en prendre plus de 50 grammes.

Les régimes sans féculents dont l'amaigrissement constitue l'objectif, mettent en réalité le corps en danger. Je l'ai constaté sur bon nombre de mes patients souffrant de pathologies ostéo-articulaires et tendineuses suite à ce type de démarche alimentaire.

Pour le comprendre, l'organisme sécrète deux hormones pendant la digestion: l'insuline et le glucagon. L'insuline, majoritaire lors de l'ingestion des farineux, permet au glucose, aux acides gras et aux acides aminés de passer à travers la membrane cellulaire.

Sans féculent, le glucagon sera majoritaire et va activer une néo-glycogénèse du foie (formation du glucose par les cellules de l'organisme).

La cellule hépatique puisera ce glucose dans les graisses et les parois cellulaires de l'organisme. Alchimie que nous retrouvons dans le principe du jeûne.

Plus simplement, l'absence de féculents entraînera à terme une fonte musculaire, une déminéralisation et favorisera l'ostéoporose, l'anémie ou encore la dépression.

– *les protéines animales:* viandes, œufs ou poissons, sont nécessaires à deux repas quotidiens pour maintenir tonus et vitalité, rendement général et résistance à l'effort, au froid et aux infections.

Les corps gras d'origine animale ne doivent pas excéder 30 grammes par jour.

LES LIQUIDES OU BOISSONS

• *L'eau*

L'eau, le miracle oublié est le titre d'un des livres de Jacques Collin*. Indispensable à l'émergence de la vie, cette eau porte en elle la marque créatrice de toute la matière vivante et, malheureusement, nous la considérons comme un élément banal parce qu'elle se trouve partout.

Pourtant, n'oublions pas que nos premiers instants de vie se déroulent dans un environnement liquide et que, en outre, l'eau représente 65 % de notre corps.

Seule « boisson » offerte par la nature au vivant (végétal, animal et humain), elle nous hydrate, comme elle permet l'élimination de nos toxines.

Elle contribue aussi et nous allons y venir, à combattre efficacement nos excès de poids et les rhumatismes.

Elle est donc une source de vie, et s'en voir privé nous conduit à la mort. Aussi, devrait-il être naturel d'aimer s'en « nourrir », et de la respecter.

Les rhumatismes, justement, revenons-y ! Ils se manifestent à la suite de l'accumulation des toxines, ou substances irritantes, produites par l'organisme. Plus la douleur rhumatismale est forte, plus la concentration en toxines est importante. Concentration qui, d'ailleurs augmente avec le processus de déshydratation. Boire conduit à l'élimination de ces toxines, et favorise la circulation de liquides intra et extra-cellulaires qui, à leur tour, agiront sur les cartilages (par nature riches en eau).

Cet apport d'eau permettra, en effet, à ceux-ci de s'épaissir. Leur nouvelle densité les aidera à mieux jouer leur rôle de protection de l'os, et améliorera le jeu articulaire (les surfaces de contacts des pièces osseuses de l'articulation).

Quant à l'excès de poids, l'évoquer à ce stade du livre peut surprendre, mais tout comme le Mont-Blanc qui offre plusieurs faces à son sommet, le surpoids peut être abordé de différentes manières.

Ne pouvant pas lui consacrer dans ces pages l'espace nécessaire à l'analyse complète qu'il réclame (souffrances cellulaires, fractures émotionnelles, fragilité de la psyché, solitude, dérèglement du système nerveux, alimentation déséquilibrée et anarchique, etc.), je me bornerai à l'envisager par le biais unique de la soif (sentiment et réalité).

Il existe, en effet, deux manières d'apaiser sa soif : boire ou bien manger des aliments riches en eau. Dans ce dernier cas, le corps absorbera des liquides, mais également des substances nutritives dont il n'a pas besoin, substances qui lui feront donc prendre du poids. Assoiffée, la personne commettra l'erreur de manger au lieu de boire.

Bien que les deux sensations soient distinctes, la soif est souvent amalgamée à la faim. Parce que manger calme la soif, et parce que la déshydratation procure les mêmes sensations de fatigue, de coups de pompe ou de manque de carburant énergétique, et donc de sucre.

Lorsque la faim et la soif sont confondues, un cercle vicieux s'installe rapidement car, plus la personne mange, plus elle aura besoin d'eau pour produire des sucs digestifs. Or, avec cet amalgame entre faim et soif, le sujet mangera à nouveau au lieu de boire, accentuant ainsi son besoin en eau interprété par erreur comme une faim.

Pour rompre cette spirale infernale et diminuer la quantité d'aliments ingérés, il est conseillé d'augmenter l'apport d'eau (plus de 2 litres par jour). Les fausses sensations de faim ne se manifesteront plus. Les quantités d'aliments consommés diminueront et s'ajusteront aux besoins et possibilités organiques.

Au bénéfice de la réduction des apports s'ajoute la stimulation des métabolismes en général, stimulation réalisable car la réhydratation des tissus relance l'activité enzymatique, et donc la combustion des graisses tissulaires excédentaires (cf. Christopher Vasey, *L'eau source vitale**).

Quoi qu'il en soit, pour les questions de surpoids ou d'hyperacidité, il est préférable de choisir les eaux les plus hydratantes et les plus drainantes, celles à faible teneur en résidu sec (indiquée sur l'étiquette de la bouteille, elle correspond à la teneur en minéraux restant dans la bouteille après évaporation de l'eau).

N'en déplaise aux marchands de boissons et à leurs publicitaires, «*les eaux sont bonnes pour ce qu'elles emportent et non pour ce qu'elles apportent*» J. Collin*. Car, en réalité, l'assimilation des minéraux (le calcium en particulier) s'effectue essentiellement grâce à la consommation des légumes, des fruits, des herbes et des algues.

Quelques conseils :

– pour réapprendre à boire de l'eau, il est nécessaire dans un premier temps de se forcer à en consommer. La pratique montre que le plaisir et l'habitude reviennent rapidement ;

– boire un verre d'eau à jeun au réveil ;

– boire un verre 3/4 heure avant les repas pour limiter les besoins en eau pendant le repas ;

– boire au moins 2 litres par jour entre les repas, et au verre plutôt qu'au goulot de la bouteille.

Les infusions, les jus de fruits et les jus de légumes nous hydratent également, mais leurs qualités ne valent pas celles exceptionnelles de l'eau. S'agissant des jus, ils présentent de trop forte concentration en nutriments, vitamines et minéraux.

Le grand verre de jus d'orange du petit-déjeuner, par exemple, correspond (en utilisant une centrifugeuse) à quatre oranges. Les aurions-nous mangées et, si oui, les aurions-nous supportées ces quatre oranges ?

« Pour rester en accord avec la nature, il faudrait, en réalité, considérer ces jus comme des boissons d'appoint, à ne consommer que modérément, purs ou coupés d'eau. » C. Vasey.

• *Les tisanes*

La tisane a parfois une connotation un peu désuète et pourtant elle mérite de retrouver ses lettres de noblesse.

Le *Petit Larousse illustré 2000* la définit comme : *« Boisson obtenue par la dissolution dans l'eau de substances faiblement médicamenteuses contenues dans certaines plantes* ».

« […] Autrefois dans la plupart des familles, on pouvait trouver des plantes médicinales traditionnelles, le thym, la menthe, l'aubépine, la camomille, la violette, le tussilage, le bouillon-blanc, le sureau, la bourrache, le tilleul […] L'essentiel des soins par les plantes consistait en l'absorption de tisanes, durant une période allant de quelques jours à une ou deux semaines. L'eau associée aux vertus de la plante entraînait les impuretés à l'extérieur. D'ailleurs le mot "nettoyage" revient souvent dans les paroles des personnes âgées et le souvenir de leurs maladies d'enfant semble définitivement associé aux tisanes. De nombreuses plantes "infusables" étaient préparées en décoction par crainte des microbes et, selon quelques personnes, pour faire "sortir" toutes les vertus de la plante » […].

«Je vous dis, si on prenait le temps de chercher des tisanes et de les faire bien comme il faut, on pourrait se passer de bien des remèdes qui vous tuent à côté » Alain Renaux*.

Chacun sait qu'une tisane a un effet bénéfique sur le corps d'une part parce qu'elle draine les toxines et, d'autre part ,parce que les vertus des plantes sont captées par l'eau. Celle-ci les distribuera délicatement et de façon adaptée à celui ou à celle qui prendra sa tisane, en fonction de ses besoins.

Il vaut mieux prévenir que guérir, ce vieil adage reste d'actualité, ainsi honorons les vertus d'une bonne tisane…

Sans plante, pas de tisane et sans terre pas de tisane.

En étudiant les sols, on découvre que la terre arable, qui est cette mince couche nourricière d'environ 20 centimètres et qui représente une masse de 3000 tonnes à l'hectare, a une organisation complexe et vivante réglée au milliardième de millimètres (un mètre carré de bonne terre abrite 150 grammes d'animaux, plus de 260 millions d'individus et une explosion de formes).

Cette extraordinaire vie qu'est la terre du paysan, on ne peut qu'en son âme et conscience la gérer avec respect et amour, car cette terre apporte à chaque plante tout ce que cette dernière requiert pour son développement harmonieux.

Mais qu'est ce qu'une plante ?

Particularité du monde étonnant de la nature, la plante médicinale renferme un ou plusieurs principes actifs capables de prévenir, soulager ou guérir des maladies. Comment va-t-elle être capable de tirer du sol les matières nutritives indispensables aux êtres vivants ? Véritable usine, la plante utilise l'eau du sol, l'énergie solaire, le gaz carbonique, les sels minéraux et les nitrates.

La transformation des corps composés sous l'effet de l'énergie solaire s'appelle la photosynthèse, et a lieu au niveau des feuilles. C'est par tous ces procédés que les végétaux nous fournissent de façon subtile tous les éléments nécessaires à notre équilibre.

Personnellement, j'ai goûté aux vertus de ce type de drainage. Je le recommande à tous ceux qui ont besoin de se « nettoyer » de leurs toxines. Je les utilise en décoction, de la façon suivante : dans de l'eau qui bout, je mets les plantes, je laisse bouillir l'eau trois minutes, puis, feu éteint, je les laisse infuser trois minutes, enfin je filtre, et je mets la tisane dans un thermos. Je ne la garde pas plus de vingt-quatre heures.

Trois minutes car c'est le temps nécessaire à l'absorption de la couleur des fleurs par l'eau (c'est ainsi que les Indiens voient que les principes actifs des plantes ont été captés par l'eau). Quant aux trois minutes d'infusion, elles correspondent au temps nécessaire à l'obtention d'un arôme parfait.

• *Les boissons industrielles*

Quant aux boissons industrielles comme les limonades et autres sodas, elles sont certes composées d'eau, mais surtout de substances raffinées et chimiques : sucre blanc, aspartame, arômes, acides, colorants artificiels et, pour celles à base de cola, caféine (issu des noix ce cola) !

Ces boissons très prisées par la jeunesse entretiennent les consommateurs dans un leurre d'hydratation car, étancher sa soif avec des limonades riches en caféine, équivaut à faire perdre de l'eau au corps ! La caféine, aux propriétés diurétiques reconnues, élève la tension sanguine et intensifie la production et l'élimination d'urine. L'eau absorbée avec ces boissons traversera l'organisme de façon trop précipitée où, à peine entrée dans le courant sanguin, elle sera en partie éliminée par les reins et sans avoir le temps de gagner le milieu intra-cellulaire.

Le caractère peu hydratant de ces limonades industrielles provient également de leur forte teneur en sucre, du sucre blanc raffiné, que le corps a quelques difficultés à métaboliser correctement. Le glucose du sucre blanc pénètre en effet trop rapidement et massivement dans le sang. Cette forte concentration élève brusquement la pression osmotique du sang. Pour la corriger, le corps devra alors céder de l'eau en provenance du sérum extra-cellulaire, ce qui engendrera une nouvelle soif. On se trouve ainsi dans une situation ubuesque puisqu'un apport de limonade entraîne un prélèvement de liquide ! On constatera d'ailleurs que les buveurs réguliers de ces boissons ont toujours soif !

B. La respiration

Respirer, c'est vivre.

Inspirer, c'est recevoir. Expirer, c'est redonner…

Cela paraît si simple et si commun. Pourtant, combien d'entre nous n'en ont plus conscience ! Combien d'entre nous vivent en apnée ! Et combien d'entre nous manquent de souffle !

Notre manière de respirer étant directement liée à nos émotions, l'exercice respiratoire devient une clé pour harmoniser notre corps et notre esprit.

Les états de stress et d'anxiété provoqueront une respiration courte et superficielle, haute en poitrine. Inversement, lorsque nous sommes calmes et relaxés, notre respiration sera longue et profonde et se centrera davantage au niveau du ventre.

La colère aura tendance à générer une respiration courte et rapide. Quant à la peur, elle l'accélérera encore un peu plus au point, bien souvent, de tout bloquer.

La tristesse nous fera hoqueter et respirer de manière irrégulière.

Enfin, s'il nous arrive de nous sentir bien, heureux ou en joie, nous constaterons alors que nous respirons profondément, les poumons bien ouverts, libres de toute tension intérieure.

Un soufi du VIIe siècle, Kariba Ekken écrivait : « *Si vous voulez développer un esprit calme, commencez tout d'abord par respirer régulièrement ; lorsque votre respiration est sous contrôle, le cœur tend à s'apaiser. En revanche, si votre respiration est spasmodique, votre rythme cardiaque commence à s'accélérer. Par conséquent, avant tout, commencez par respirer régulièrement, et vous verrez que votre humeur s'adoucira et que votre esprit se sentira plus calme».*

Si respirer régulièrement est en effet important, j'ajouterai que respirer profondément est essentiel.

Je conseille à mes patients un exercice simple pour réapprendre à respirer.

Mais attention, simple ne signifie pas facile au départ, car de même que nous sommes pris en flagrant délit d'inverser le rythme de nos repas, nous commettons la même erreur avec nos rythmes respiratoires.

En effet, je suis frappé de constater qu'à chaque fois que j'aborde ce sujet lors de consultations, et que nous mettons en pratique ce que je leur conseille de faire, je découvre que la personne est en apnée ou encore respire à «l'envers» (inspirer en rentrant le ventre), souvent elle-même ahurie de découvrir le pot aux roses!

Pour moi, respirer à l'endroit signifie inspirer, lentement, profondément et longuement, en accompagnant «ce travail» d'un gonflement du ventre; ensuite à l'expiration, elle aussi lente, profonde et longue, rentrer au contraire le ventre le plus possible. D'ailleurs, un bon moyen de s'aider à cette «re-programmation» est de poser une main sur son plexus à l'inspiration et à l'expiration, et de la sentir ou de la voir accompagner ce mouvement du ventre vers l'extérieur puis vers l'intérieur.

Cet exercice respiratoire, simple mais vital, est à faire par série de 5 à 10 inspirations/expirations de suite; assis, allongé ou debout. Ensuite, la cadence journalière se fera en conscience de ses propres besoins. Si le système nerveux est «tendu», ne pas hésiter à le répéter plusieurs fois!

Avant un grand rendez-vous professionnel, sentimental, scolaire etc., ce «réflexe respiratoire» aidera à centrer son esprit et à réguler les énergies. Après un rendez-vous difficile ou douloureux, cela permettra de recouvrer ses esprits… et de lâcher prise !

Développer la conscience de la respiration et apprendre comment changer nos habitudes en la matière sont deux démarches qui favoriseront la guérison et libèreront le stress, avant qu'il ne se transforme en détresse physique.

La respiration, au-delà de libérer nos tensions ou d'approfondir notre concentration, va aussi être une carte maîtresse pour nous aider à réguler les douleurs (physiques comme psychologiques), et cela, mieux, parfois, que ne le ferait un médicament ou une distraction !

Pierre Pallardy dans son ouvrage *Et si ça venait du ventre ?* (éd. Robert Laffont), fait également de la respiration abdominale une clé de voûte du bien-être du corps. Un ventre décontracté comme un ventre en bonne santé reste en effet primordial pour l'équilibre de l'organisme, car il abrite un réseau de neurotransmetteurs en liaison directe avec le cerveau et produit 80 % des cellules immunitaires qui nous protègent contre les maladies.

David Servan-Schreiber, dans *Guérir* (P. 68-69) insiste, lui aussi, sur l'importance de la respiration pour vivre la cohérence cardiaque.

LA RESPIRATION THORACO-ABDOMINALE

Cette respiration constitue pour moi une pierre angulaire, entre les soins du bassin et du dos que je prodigue, et la pratique quotidienne d'exercices de maintien.

Sur le plan strictement anatomique, la cage thoracique a pour fonction de protéger le cœur et les poumons. Physiologiquement, le volume thoracique peut s'agrandir en utilisant certains muscles partant de la tête (sterno-cléido-mastoïdiens), de la colonne cervicale (scalènes), des épaules, des colonnes dorsales et lombaires (dentelés), du bassin et des hanches (psoas, carrés des lombes).

Le diaphragme (placé à la base du thorax) augmente le volume du thorax vers le bas.

À l'inspiration, la cage thoracique se gonfle, les côtes s'écartent et le diaphragme s'abaisse. À l'expiration, les côtes s'abaissent et le diaphragme remonte en coupole.

– Dans les traitements du diaphragme, on détendra les hanches et la colonne lombaire.

– Pour les lombalgiques chroniques, on détendra le diaphragme.

À ce propos, je rappelle juste qu'un travail crânien est souvent nécessaire pour régulariser le diaphragme respiratoire.

– Dans les traitements des hernies hiatales traumatiques : coup du lapin dans un accident ou problème à la naissance. – il arrive en effet que lors du dégagement de la tête du nourrisson, la première inspiration puisse être source de lésion hiatale (à l'origine des régurgitations ou des vomissements dans les premières semaines voire premiers mois du bébé) – dans ces cas traumatiques donc, blocage de l'estomac dans le diaphragme ou hyperextension de la tête, je travaillerai sur l'abdomen et l'estomac, en préambule à toute rééducation ou éducation respiratoire.

Nous pouvons comprendre là l'interaction entre les différents niveaux diaphragmatiques.

Le diaphragme pelvien qui est la base du corps dans la position assise va permettre, par sa bonne position dans l'espace, au diaphragme thoracique d'avoir un maximum de liberté et d'efficacité. Ce dernier est lié totalement à la colonne vertébrale ainsi qu'au muscle psoas. Ce bon fonctionnement du diaphragme thoracique permettra une meilleure oxygénation de nos tissus, une meilleure digestion, et aussi concourra à plus de détente en participant à la lutte antistress.

POSTFACE

DU GESTE THÉRAPEUTIQUE AU GESTE CRÉATEUR

C'était un jour froid de l'hiver parisien, entre deux tournées de concerts, où pour la première fois de ma vie, cadeau de mes 50 ans, je m'éveillai au petit matin, pliée en deux par un lumbago aigu... ! Je suis pianiste et le corps humain est notre instrument premier, notre ami le plus proche. Nous nous devons, tels les sportifs, de le connaître, c'est-à-dire de co-naître en lui et avec lui durant toute notre formation faite de milliers d'heures, assis devant notre piano dans une discipline ascétique où l'harmonisation des mille fonctions requises pour interpréter une œuvre, exigerait, à elle seule une formation anthropologique complète : corps, âme et esprit !

De tout cela rien ne nous est enseigné et nous recueillons au compte-goutte, au fil des années, ces connaissances grâce à des rencontres dues au hasard avec un grand H, de douleurs dans notre corps physique aussi aiguës qu'inattendues, de peurs intérieures incompréhensibles et non maîtrisables qui nous envahissent soudain sans préavis jusqu'à nous empêcher d'offrir à notre public la vérité de notre art, jusqu'à même nous couper le souffle au propre et au figuré…

Mais quand aurions-nous appris à respirer ? Combien d'années de technique, coupées d'une respiration consciente qui engendre le geste musical ?

Combien d'années de gestes mécaniques, coupés de la source de notre intériorité, de laquelle ils devraient pourtant jaillir ? Combien de millions de notes avons-nous jouées sans les écouter, par peur du silence d'où elles naissent et vers lesquelles elles retournent, et auxquelles nous nous devons d'être connectés perpétuellement sous peine d'une souffrance du corps physique ou psychique qui inéluctablement se fera jour un petit matin ?

Nous savons que chaque souffrance est le signe d'une chaîne rompue où un maillon a lâché, rompant la fluidité du geste créateur ; maillon dont nous n'avions aucune conscience et qui se manifeste à nous par la douleur.

Bienheureuse souffrance qui nous enseigne que tout est lié !

Quel que soit le point de rupture de la chaîne ressenti dans notre corps physique ou psychique, nous avons mission de l'affronter, de le comprendre, de faire sa connaissance profondément, de l'aimer et de le transcender depuis notre intériorité.

Les musiciens savent que le son, bien qu'étant un phénomène apparemment extérieur, appartient au monde de l'intériorité, cet espace inviolable où chaque personne est reliée à la vie en sa « pure densité de présence ». Et seul un être relié à la vie depuis sa plus profonde intériorité est capable de devenir ce silence à partir duquel il devient lui-même geste créateur. Ce geste qui transmet l'expérience créative et guérissante par le rayonnement qui atteste justement de cette intériorité d'où il prend sa source, et auquel il est toujours relié.

Mais comment devenir ce geste pour le révéler dans ses trois dimensions : l'écoute, l'ancrage dans l'intériorité et la transparence du cœur ? En osant ce chemin intérieur d'ascèse fait de milliers de gammes intérieures dont le cadeau est la fluidité du geste retrouvé : le geste créateur.

Le geste de Nicolas Bounine appartient à cet espace où l'unité du matériel et de l'immatériel, du visible et de l'invisible, se rejoignent en un point de lumière, c'est dire un point où le geste est écoute.

Lorsqu'il a mis ses mains ce matin-là sur mon dos (bassin bien sûr en déséquilibre !), j'ai reconnu ce geste qui écoute, qui nous fait dire ce n'est pas seulement moi qui joue, ce n'est pas seulement moi qui touche… et lorsque je me relevais de la table de soin guérie et marchant normalement, nous avons tout naturellement partagé ensemble une prière silencieuse de gratitude.

Merci Nicolas

Elizabeth SOMBART
Le 21 janvier 2013

L'ostéothérapie, une conscience

Cette postface d'Elizabeth Sombart* que je remercie de tout mon cœur, sonne, résonne comme une de ses magnifiques interprétations. Tout est dit. Oui, tout est lié ; tout est relié ; le corps, l'âme et l'esprit. Et tout comme la fondation Résonance*, qu'elle a créée, amène la musique là où elle n'est pas, je souhaite que ce livre traverse lui aussi certains murs, certaines frontières.

Tout au long de ces pages, je vous ai fait partager mon approche et ma vision du corps à travers des métaphores et des analogies, à travers la réalité de souffrances, de douleurs et de traumatismes physiques, mais aussi à travers des prises de conscience, des compréhensions, des réflexions et des partages nombreux autour de l'équilibre retrouvé, de guérisons, ou plus simplement de « mieux être » voire de « bien-être ».

L'ostéothérapie, une conscience. C'est pour moi comme le point d'orgue de mon cheminement de thérapeute mais aussi d'homme. En tant que thérapeute, cette conscience nouvelle me permet de relier enfin les différentes parties du tout, celui de ma quête professionnelle comme celui de ma quête intérieure.

Un jour de mai 2009, je recevais un e-mail d'une patiente. Il vous surprendra sans doute comme il m'a surpris. Je vous le livre *in extenso*.

Objet : Os en hébreu

> Bonjour, comme suite à notre échange à propos de l'os en hébreu, voici quelques lignes prises dans le livre d'Annick de Souzenelle « Le symbolisme du corps » p. 224. : « En hébreu, os est le mot ***« etsem*** » ('ayin, tsadé, mem final). Les deux premières lettres ('ayin, tsadé) forment le mot '***ets*** qui signifie arbre.
> Ce mot ***'etsem,*** l'os, veut aussi dire « *la substance* », « *l'essence* ». Il se décline pour rendre compte de « *moi-même,*

toi-même, soi-même… » que l'on peut lire « *mon os, ton os, son os…* » ce qui appartient à chacun dans le plus intime. Il est l'hypostasis grec, la « personne » en tant qu'elle est unique, « icône divine » créée dans le son du « Verbe » dans la résonance de son NOM ».

(D'où l'écho qu'a provoqué en moi votre phrase : « *remettre la personne dans son temple* » !)

« Lorsqu'Adam, conduit par Dieu dans ses profondeurs est mis face à lui-même, avec son « côté ombre » afin qu'il prenne conscience de son inaccompli et des épousailles qu'il doit maintenant accomplir, Adam, contemplant son féminin, s'écrit : « *Voici celle qui est os de mes os…* » que nous pourrions traduire : « voici celle qui est essence de mon essence ». […]

Je vous adresse par courrier la photocopie d'un texte pris dans un autre livre à propos de la « structure » et donc de l'os à partir de l'hébreu.
Merci encore (en corps) pour cet échange avec vous hier.

C.G

Quelques jours après en effet, je reçus les dites pages. Elles étaient extraites du livre *La voix du corps* du Kabbaliste Georges Lahy. Interpellé par ce mail pour le moins énigmatique, j'ai voulu investiguer. Je m'y suis intéressé et de là j'ai cheminé jusqu'à comprendre que cette méthode qui « prenait corps » devait trouver sa juste appellation.

Ces pages reçues m'avaient permis en effet de toucher à ce qu'il y a de plus profond dans notre propre genèse. Elles m'ont éclairé sur le lien entre l'os et le sang dans la symbolique comme dans la structure du corps. Les os contiennent la moelle dont le rôle est de fabriquer le sang ! La référence à Adam dans ce mail m'a fait ouvrir la Bible aux pages de la Genèse et avec émotion j'ai réalisé en effet que dès le chapitre 2-22/23 pour Adam et Ève mais également pour la filiation de Jacob (Genèse 29 : 14) ou celle des Rois d'Israël, la filiation se fait par l'os, « *tu es l'os de mon os* ». « ***'etsem*** *– essence – substance* ».

Donc travailler l'os en profondeur comme je le fais est un geste qui touche l'essence de l'être. Le corps, est bien plus qu'un édifice, qu'un véhicule, qu'un ordinateur ou qu'un instrument ; il est sacré, il est un temple.

Nous avons vu dans le chapitre 1, le corps comme un édifice avec des fondations qui sont au bassin. Les ischions sont les deux piliers de soutien de l'édifice. Quant au sacrum (*sacré*), il est véritablement au centre du bassin avec un plateau sacré qui est la base de l'édifice. Autre détail signifiant, le mot « périnée » qui est la zone inférieure du bassin vient de « *perineos* », qui signifie littéralement « autour du temple » en grec. Surprenante ou probante étymologie !

Dans cette vision du corps, tel un temple, la coupole en son sommet est donc l'équivalent de la voûte palatine, et le plateau sacré sa base.

La colonne vertébrale, l'arbre de vie ?

La question est ouverte mais tenons-nous-en à la stricte anatomie et découvrons ensemble que ces deux équilibres que sont le bassin et la mâchoire ont des pièces osseuses que nous allons pouvoir également associer dans cette même géométrie spatiale !

En haut l'occiput
En bas le sacrum

En haut les écailles temporales
En bas les ailes iliaques
En haut les angles maxillaires
En bas les ischions

En haut la tubérosité mentonnière
En bas la symphyse pubienne

En haut les articulations temporo-mandibulaires
En bas les articulations coxo-fémorales

En haut les articulations temporo-occipitales
En bas les articulations sacro-iliaques.

Cette vision est la matérialisation d'une synergie unique dans la perfection du corps humain. En effet, seuls deux équilibres coexistent dans le corps, et les pièces qui les composent et les encadrent sont superposables. Ce qui est en bas est en haut.

Est-il aussi utile de rappeler que les édifices sacrés étaient construits par les anciens avec un juste respect des proportions ? Et que dire du nombre d'or ? La lettre phi (lettre grecque) appelée nombre d'or, ou encore divine proportion = 1,618*.

En remontant l'horloge du temps, redécouvrons l'existence de ces constructions mégalithiques, dont on sait qu'elles sont bâties selon la divine proportion : le dolmen en équerre de Goërem à Gâvres dans le Morbihan (3100 av. J.-C.) donc antérieur aux pyramides d'Égypte (il a 16 m de longueur sur 10 m de largeur) *Source Robert Chalavoux* / Nombre d'Or – Chalagam éditions. Professeur à l'IUT de Lyon* et le Cromlech de Borrowston Rig en Écosse (2500 av. J.-C.). Même rapport 1,618.

Les hommes de la préhistoire connaissaient donc la divine proportion. Cette connaissance leur venait de la nature déjà, puisque ce nombre se retrouve dans la création, les plantes, les coquillages ; la coquille de l'escargot en est un exemple !

« *Toutes ces proportions que les anciens respectaient, étaient favorisées par l'environnement presque exclusivement rural et par l'emploi des mesures de longueur émanant de leur corps : le pied, la coudée, la paume, le pas, la toise. Ces dimensions ayant un rapport direct avec le nombre d'or, ils étaient habitués à cette proportion concrète et naturelle* » *R. Chalavoux.*

Dans toutes mes investigations, ce qui m'interpelle, également, c'est de réaliser que nous retrouvons ces proportions dans le corps de l'homme et dans son visage ! Je vous recommande le livre de Matila Ghyka (Nombre d'Or. éd. Gallimard).

C'est dans cet esprit que le génie de Léonard de Vinci, se rappelle à nous, à travers par exemple « L'homme de Vitruve », ce dessin à la plume, encre et lavis sur papier réalisé aux alentours de 1492, intitulé *Études des proportions du corps humain.*

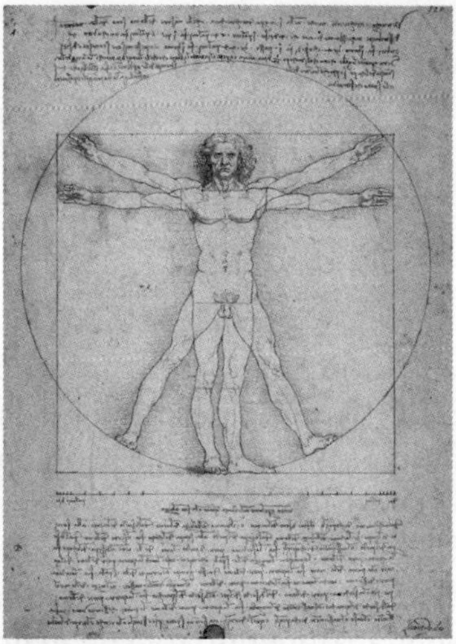

Cette magnifique image des divines proportions et du juste équilibre, cette quadrature du cercle me conforte dans cette juste quête de l'équilibre retrouvé, et la conscience d'y trouver ou d'y retrouver le respect du sacré de notre corps.

Mens sana in corpore sano…

« *Orandum est, ut sit mens sana in corpore sano* ». *Juvénal.*
« Il faut prier afin d'obtenir un esprit sain dans
un corps sain » est la citation complète

ABÉCÉDAIRE

ABDOMINAUX

Situés à l'abdomen entre basses côtes, sternum et bassin, ils ont un rôle dynamique car ils nous permettent d'accomplir de nombreux gestes au quotidien; se lever du lit, d'un siège, tout autant que certaines actions sportives, servir au tennis ou faire une tête dans un ballon. Ils ne sont pas sollicités de manière permanente. Ils ont plutôt un rôle directionnel pour le tronc quand le dos travaille. Il n'est pas juste de leur attribuer un rôle de maintien du dos, qui est l'apanage unique des muscles du dos.

Sollicités dans la dynamique, il est plutôt conseillé de les travailler dans la statique à plat dos avec les jambes à 90°. Dans ces exercices d'abdominaux, le dos sera soulagé car mis en position d'étirement.

ARCHITECTURE

L'architecture du corps est pyramidale ou trapézoïdale assise, et hexagonale debout.

Les équilibres bassin-mâchoire permettent son existence dans la perfection. L'armature de l'édifice corporel est faite d'os. Telle une tente, le corps ne verra ses toiles musculaires tendues idéalement que si l'armature est elle-même en place.

PLANCHER PELVIEN, PLATEAU SACRE

Le plancher pelvien est composé d'un cadre osseux fait des iliaques et du sacrum, qui sous-tendent la musculature pelvienne.

Le plateau sacré est le bord supérieur et horizontal du sacrum qui supporte les vertèbres.

Léonard de Vinci a représenté le corps de l'homme dans un cercle, lui-même représenté dans un carré; représentation géométrique parfaite. Cette image nous permet de comprendre à quel point la recherche de l'horizontalité des planchers pelviens et plateau sacré est fondamentale pour l'équilibre architectural de l'Homme.

ANGULAIRES

Deux muscles stratégiques qui relient omoplates et 2e cervicale.

Je reprends là l'image des haubans dans l'architecture navale. Il en existe deux qui relient la barre de flèche à la vigie du navire. Je compare la ligne d'épaules à la barre de flèche, et la 2e cervicale à la vigie, et je vous laisse imaginer les omoplates comme deux voiles. D'elles partent deux muscles dits angulaires. La tête dans ce schéma représenterait bien sûr la tête de mât du bâtiment. Ces deux haubans, dans le langage des navigateurs, s'appellent les *guignols* ! Je peux vous affirmer qu'ils en font en effet beaucoup voir souvent, à nos patients ! Ces guignols génèrent en effet une douleur térébrante siégeant à l'angle de l'omoplate, et comme ils jouent un rôle très important dans la dynamique cervicale et le port de tête, ils sont, de fait, impliqués dans de nombreux torticolis.

Leur correction ne pourra tenir bien sûr que si la barre de flèche est re-stabilisée en parallèle du pont, qui aura été préalablement remis à l'horizontale.

ALIMENTATION

« L'alimentation est le premier remède » disait Hippocrate.

J'adhère pleinement à cette affirmation car je constate quotidiennement à quel point l'acidité de certains aliments est un fléau pour les muscles et les articulations. Nombre de douleurs pourraient disparaître, rien qu'en modifiant certaines habitudes alimentaires.

ASSIETTE/ASSISE

Avoir une bonne assiette se dit pour un cavalier qui techniquement, est bien placé sur sa selle. Pour moi une bonne assiette signifie être dans le même appui bilatéral sur les ischions, les étriers à la même hauteur.

Avoir une bonne assise, c'est avoir l'équilibre de son bassin. Les deux articulations sacro iliaques se trouvent alors sur une ligne horizontale, et le réflexe de croiser les jambes (ce qui en soi est une mauvaise posture) est alors déprogrammé. Dans ce cas précis d'équilibre, la position assise devient une source de récupération pour le corps.

AMORTISSEURS/AMORTISSEMENT

Pour les bipèdes que nous sommes, quand nous véhiculons ou secouons notre corps, les amortisseurs sont de nature cartilagineuse ou fibrocartilagineuse. On les appelle les cartilages de conjugaison, les bourrelets, les ménisques ou encore les disques intervertébraux. Quant aux muscles et aux ligaments, ils peuvent avoir un rôle de freins ou de fixateurs. Tous les tissus dont l'élasticité est due à une importante présence d'eau vont pouvoir contribuer à l'amortissement général. L'os lui-même contribue de ce fait à cette fonction.

Les deux amortisseurs essentiels n'en sont pas moins les deux articulations sacro iliaques pour ce qui est des appuis dans le bas du tronc.

ANCIENS

On impute bien trop souvent à l'âge des patients une grande partie de leurs maux, tout en s'accordant sur le fait que les progrès tangibles de la médecine et de l'hygiène de vie ont augmenté l'espérance de vie. Bien entendu, l'outrage du temps agit sur la qualité de l'os, mais le facteur de l'équilibre postural et son positionnement idéal dans l'espace est aussi précieux à un âge avancé qu'à tout autre âge.

J'ai observé dans de nombreux cas combien l'équilibre du bassin, donc du corps de ces anciens dans son tout participait à leur bonne forme.

ARBRE DE VIE

C'est la colonne vertébrale. Elle distribue la vie aux organes et à tous les tissus, qu'ils soient musculaires, circulatoires ou osseux. L'arbre voit sa sève circuler et se distribuer au mieux quand les racines sont bien ancrées.

Un arbre naît toujours par des racines qui le nourriront tout au long de sa vie. Elles alimentent le tronc et les branches jusqu'au feuillage. Ce process semble comparable à celui de notre corps. En effet, dans la culture orientale nos racines se nomment *QI* ou *CHI*, *HARA*. Elles se situent dans la région du bassin tout comme ce que l'on nomme la *kundalini* ou élan vital, qui prend son origine dans la région du sacrum et du périnée. L'énergie, la sève monte dans le tronc et se distribue aux extrémités. Nos membres sont donc comme les branches de l'arbre.

ARTHROSE

C'est une affection chronique dégénérative des articulations due à une dégradation du cartilage. Elle est favorisée par la disparition de l'équilibre de notre corps dans l'espace qui, par voie de conséquence, va générer un frottement permanent de nos pièces osseuses les unes contre les autres.

ATLAS-AXIS

Ce sont deux vertèbres souvent associées qui servent de socle et d'axe de rotation de la tête. Elles sont comparables à la poignée d'un bilboquet et à l'anneau qui supporte la boule de cet instrument. La meilleure assise de la boule, c'est la verticalité de la poignée. Elle n'est possible que si l'assise – la base – est en place. Si le bassin – le socle – est présent dans son équilibre, la tête – telle une tourelle d'observation – aura son maximum de mobilité et d'efficacité.

BILAN

Je fais référence dans ce cas précis, au bilan du bassin. En effet, à la toute première consultation, quels que soient les maux qui conduisent le patient dans mon cabinet, je procède à un bilan du corps et systématiquement du bassin en appui debout sur les pieds puis en position assise.

Quand la bascule du bassin est avérée dans la première posture, elle est presque toujours confirmée dans la deuxième.

Le diagnostic qui consiste à annoncer l'existence d'une jambe plus courte que l'autre quand un praticien observe un déséquilibre du bassin ne peut être possible dans le cadre de ma double analyse. En effet, s'il y a une réelle différence de longueur, le bilan en position debout sera forcément différent de celui en position assise. Cette différence sera quantifiable à travers l'utilisation d'objets de mesure comme un niveau à bulle, un bloc de papier ou encore une règle ou un mètre ruban.

Trop souvent, j'ai vu arriver des personnes qui souffraient terriblement du dos et chez qui on avait détecté soi-disant une jambe plus courte que l'autre, ce qui induisait une prescription de talonnettes. Voilà pourquoi ce diagnostic de la jambe plus courte que l'autre est dans bien des cas une hérésie, que je dénonce car de fait ces talonnettes ne peuvent en rien soulager leurs maux de dos.

Aujourd'hui tous les nourrissons bénéficient d'un bilan des hanches mais malheureusement pas de celui du bassin. Je recommande toujours aux parents cet examen palpatoire, et ceci jusqu'à la fin de adolescence. À 10 ans, il devrait même être incontournable.

BUGS ***florilège***

Dans le chapitre 3, *Le corps ordinateur*, j'aborde les bugs physiques et émotionnels que subit le corps. Ici je désire simplement présenter un florilège des bugs de la pensée véhiculés fréquemment par certains thérapeutes, que les patients reprennent à leur compte et dont l'expression même est source de dégâts collatéraux tangibles !

- J'ai mal car je suis trop cambré
- J'ai mal car je n'ai pas le dos musclé
- J'ai mal car je n'ai pas de ceinture abdominale pour tenir mon dos
- J'ai mal car j'ai une jambe plus courte
- Tout le monde a une jambe plus courte que l'autre
- C'est votre surpoids qui est à l'origine de vos maux
- À votre âge, il est normal de souffrir
- Votre enfant a mal, c'est dû à sa croissance
- J'ai mal car j'ai une scoliose
- On m'a conseillé la natation mais uniquement le dos crawlé et surtout pas la brasse…

BASSIN

Le corps dans sa structure trouve son axe grâce à deux zones d'équilibre : le bassin et la mâchoire. Pour moi l'équilibre du bassin représente la véritable pierre angulaire de l'ensemble de l'édifice corporel.

Il est au plan anatomique une enceinte osseuse qui forme un pivot entre les moitiés haute et basse du corps. « Du bassin vers le ciel », « du bassin vers la terre », « au centre du corps », il équilibre les domaines de l'action et de la création, avec le monde de la direction, au-dessus de lui, et celui du mouvement en dessous.

Par ailleurs, cette partie du corps abrite quantité d'activités liées à la vie. C'est avec le bassin que nous faisons l'amour, que nous donnons naissance à nos enfants. C'est aussi grâce à lui que sont protégés nos organes digestifs. Grâce à lui, nous digérons les aliments, éliminons les déchets. Toutes fonctions sont donc directement reliées à la sécurité, à la survie, à la communication, au bien-être et à la relation affective de tout être humain.

Sur le plan de notre dynamique physique, il constitue le centre du mouvement : c'est de cette partie du corps que part le mouvement des jambes et donc notre possibilité de tenir debout et de marcher sur notre propre chemin. Grâce à lui, nous sommes posés sur nos fondations et pouvons accéder à notre objectif.

Pour moi, le bassin représente également l'assise entre le masculin et le féminin. En cela, il est à l'image de notre relation avec nos parents. Quand il y a rupture d'équilibre dans sa ligne d'horizontalité, on constate bien souvent un contentieux affectif lié à « papa/maman » (choc, manque, absence, abandon, trahison...).

Anatomiquement, il est formé de trois parties, les deux os iliaques et le sacrum. Ce dernier étant encadré par les iliaques et représentant la partie arrière du bassin. À la partie supérieure du sacrum, se trouve le plateau sacré qui est le soutien de l'édifice vertébral et qui est optimisé dans ce rôle s'il est plan.

CAMBRURE

Elle est lombaire mais peut être également cervicale. Dans les deux cas, elle est aussi appelée lordose. Elle est physiologique et non pathologique. Son rôle est de nous protéger dans le sens où nous devrions toujours faire nos efforts dans la posture cambrée des haltérophiles !

Une cambrure est harmonieuse si les deux chaînes paravertébrales musculaires qui encadrent les vertèbres ont la même tension entre tête et bassin, donc une longueur identique.

CERVEAU

C'est la commande centrale de l'ordinateur responsable de notre fonctionnement physique, mental et intellectuel. On le décrit en deux parties : le cerveau droit et le cerveau gauche.

Le droit est celui de l'intuition, de la créativité, de la spiritualité et du développement artistique.

Le gauche est celui de l'analyse, de la logique et de l'intelligence cognitive.

CHEVILLE

La cheville fait partie de la famille des articulations, localisée à l'extrémité du membre inférieur avec le pied. Elle peut faire souffrir pour différentes raisons :

– Soit par un blocage mécanique d'un ou plusieurs des os la composant faisant suite à une entorse. Ex : ascension du péroné ou déplacements du cuboïde et de l'astragale.

– En faiblesse constante inscrite dans le dos et donnant ce que l'on appelle par exemple une sciatique tronquée, un endroit du trajet du nerf atteint électivement.

– Une séquelle traumatique dont l'inscription ou la mémoire, restent présentes dans le corps au niveau du dos, correspondant à la zone d'innervation de l'articulation.

COLONNE VERTÉBRALE

Elle est constituée de 24 vertèbres qui s'empilent les unes sur les autres. D'après le Dr Perrot (rhumatologue à l'Hôtel-Dieu) dans « le mal de dos les méthodes qui marchent » *Le Point* du 27/05/2010, la colonne est une des parties les plus solides du corps. « Elle est faite de blocs osseux reliés par des disques qui lui donnent force et souplesse, renforcée par de puissants ligaments, et entourée de muscles larges qui la protègent. »

COMPENSATION

Compenser, s'adapter, tricher, c'est ce que le corps est condamné à vivre quand son centre dysfonctionne, c'est-à-dire quand son bassin est en déséquilibre. Ces dysfonctionnements peuvent être d'ordre mécanique, nerveux ou énergétique. Les compensations peuvent se faire dans un premier temps sans douleur, et parfois sur des années.

L'apparition des premières douleurs informe que le corps commence à décompenser. C'est la différence entre désordre fonctionnel (supporté et parfois ignoré car sans douleur) et désordre organique, où des dégradations commencent à apparaître.

Tout individu triche et compense depuis au moins l'âge de 18 ans ,et souvent « à l'insu de son plein gré »…

Florilège non exhaustif de compensations observées en présence d'une bascule du bassin :

– Une jambe en rotation externe du côté d'un bassin affaissé (correction inconsciente du corps dans le but de rallonger la jambe)

– Un genou fléchi du côté d'un bassin plus haut/conséquence : douleurs de rotule dues à un syndrome fémoro-patellaire (irritation cartilagineuse)

– Un pied creusé pour allonger la jambe

– Une épaule plus haute

– La tête toujours inclinée du même côté

CRÂNE

C'est le sommet de l'édifice, il est aussi notre tourelle d'observation, mais il est aussi le sommet du mât des marins, ou le ballon d'une montgolfière. Quelle que soit l'image choisie, une chose est sûre c'est que l'influence se fait du bas vers le haut. La position dans l'espace du pont ou de la nacelle est donc déterminante et ils en dépendent. C'est pourquoi le crâne, dans ma pratique, est à travailler en deuxième intention.

CROISSANCE

Un enfant qui souffre dans son corps est un enfant dont l'équilibre du bassin a disparu. Je milite contre cette hérésie qui veut que la croissance de l'enfant est la cause de tous ses maux. J'ai observé depuis plus de 30 ans, en effet, que tous ces jeunes à qui j'ai pu remettre le bassin en équilibre ont vécu par la suite une croissance harmonieuse.

COCCYX

Il est comme le safran d'un bateau à voile. Il est relié à la coque par des haubans essentiels qu'il faut impérativement libérer, surtout si une souffrance y est inscrite depuis des années. Ces haubans sont ,pour le corps, les muscles ischiococcygiens.

DIAPHRAGMES

Ils sont au nombre de trois. De bas en haut : le diaphragme pelvien, le diaphragme respiratoire et le diaphragme palatin. Ces trois éléments devraient être idéalement parallèles les uns aux autres. Le pelvien nous concerne au premier chef, car il est totalement dépendant du cadre osseux formé par les os du bassin. Il donne une assise au corps mais aussi à la respiration effectuée par le diaphragme respiratoire, qui joue le rôle de piston. Le diaphragme palatin ou voûte palatine est le sommet de cet édifice à trois niveaux. Il m'arrive également de travailler directement dans cette zone, dans les cas de scoliose notamment.

DOULEURS

Elles sont véhiculées par les circuits du système nerveux. Tous nos tissus, os, muscles, ligaments, parois viscérales etc. ont des terminaisons nerveuses. C'est notre cerveau qui reçoit l'information et qui la centralise en la mettant parfois aussi en mémoire. Les douleurs du corps à travers le massage postural se trouvent sur les points de rencontre entre les muscles et les os. Ces points d'accrochage sur les points d'ancrage sont comme des mousquetons, des manilles qui fixent les haubans sur le pont d'un navire. La douleur peut avoir deux manifestations que l'on reconnaît à travers deux sortes de pathologies qui sont, l'une chronique et l'autre aiguë. Dans sa déformation qui peut dater de plusieurs années, le corps va vivre des douleurs dues à une accumulation de chocs, de contraintes, de pressions etc. dont il n'a jamais pu récupérer.

Une énergie est alors emmagasinée au niveau de ces attaches.

Une douleur n'est pas une fin en soi. En effet, beaucoup sont heureusement réversibles et, ne l'oublions pas, peuvent être un appel du corps à être traité.

Le stress donne aussi des douleurs. Beaucoup de patients équilibrés, stabilisés dans leur bassin depuis des années ont libéré leurs vieilles douleurs. Ils reviennent en consultation pour libérer les tensions plus récentes souvent dues au stress de l'année écoulée, et faire de la prévention pour garder *la forme dans un corps en forme*.

Dans les cas de douleurs aiguës, c'est l'image du fruit mûr qui finit par tomber qu'il faut avoir en tête, ou celle de la goutte qui fait déborder le vase. Tout semblait aller puisqu'aucune douleur ne s'était installée réellement ou manifestée jusque-là. C'est le principe compensation/décompensation.

ÉQUILIBRE

Deux équilibres d'appuis symétriques existent dans notre corps. Ce sont l'équilibre du bassin et celui de la mandibule ou maxillaire inférieur (occlusion dentaire). Ils existent quand nous joignons respectivement les articulations sacro-iliaques et temporo-mandibulaires (ATM) sur une même ligne horizontale. Ils sont nécessaires à notre bien-être corporel.

Celui qui nous concerne est celui du bassin qui se vérifie donc debout, et assis dans le plan frontal.

EAU

Elle est présente à près de 65 % dans notre masse corporelle. L'os en contient pour sa part 30 %. Elle aide donc à l'absorption des contraintes et des vibrations, en apportant de l'élasticité aux tissus. Elle élimine aussi quand nous absorbons régulièrement les toxines ,causes de douleurs et d'encrassement.

ÉLASTICITÉ

Si l'acier est élastique et utile par cette qualité dans la construction, l'os l'est également. L'élasticité est d'autant mieux vécue si l'équilibre est présent. Ce dernier entretiendra la souplesse et donc la liberté pour le corps. C'est cette liberté qui vient à manquer lorsque l'arthrose se développe en raidissant nos articulations. L'élasticité c'est aussi la solidité pour le corps.

ÉNERGIE

En acupuncture, quand un point du méridien d'un organe est bloqué, les praticiens chinois disent que l'énergie est gardée.

La sensation aiguë ressentie quand l'aiguille est placée sur le point est aussi due à la sortie, à la libération de cette énergie. D'ailleurs un nouvel essai fait plus tardivement sera ressenti comme moins intense.

Avec les doigts, nous pouvons provoquer les mêmes sensations sur les points d'attache de nos tissus musculaires ou ligamentaires sur les os. Surtout quand ces tissus travaillent mal puisqu'ils ne vivent pas une tension normale et juste. Le bassin, en effet, s'il est déséquilibré en tant que centre, aura créé un désordre sur toutes les attaches locales et périphériques, des pieds à la tête. Les mauvaises positions acquises et mal vécues, les traumatismes et le stress contribuent à accumuler une énergie sur ces points d'attaches qui peut y être concentrée depuis des années. Les séances seront donc obligatoirement longues (3/4 d'heure au moins) et répétées 2 voire 3 fois suivant le cas sur au moins six mois. Quand l'équilibre est acquis (5 séances sur 2 ans en moyenne) c'est le stress de l'année qui sera libéré. La libération de l'énergie sera curative pour ces tensions récentes, et préventives pour le bassin, afin de lui permettre de conserver cet état d'équilibre.

FORME

Être en forme c'est être dans sa forme. Le corps assis tient dans un trapèze, une pyramide dont la base est au bassin, la ligne joignant les 2 articulations sacro-iliaques. Debout, il tient dans un hexagone, 2 pyramides inversées et reliées par leur base.

FRAGILISATION-FRAGILITÉ

Pour beaucoup de patients dans les âges moyens 30-50 ans, on peut parler de fragilisation. Le corps a perdu en qualité car il s'est « déformé ». Dès que la forme est en place à nouveau, le cadre permet de récupérer de cette fragilisation des tissus qui se manifestait à travers les douleurs. La fragilité se voit réellement pour des patients âgés, qui ont compensé dans leur corps sans avoir été jamais restabilisés. Cela peut se manifester par une arthrose d'un genou ou d'une hanche. S'il s'agit d'une fragilité liée à de l'ostéoporose, une fracture ou une métastase osseuse d'un cancer, cela reste du ressort de la médecine ou de la chirurgie.

GENOU

Le genou est une articulation importante de la déambulation. Le maintien de sa qualité réside essentiellement dans la préservation de son extension voire de son hyperextension (ou extension négative, surtout présente chez la femme). La capacité articulaire est minimale dans l'extension, et augmente avec la flexion. Toute rééducation d'un genou traumatisé ou opéré doit impérativement commencer par la recherche de l'extension, et l'évacuation de l'œdème ou de l'hématome qui s'est formé.

Un genou traumatisé a un réflexe de défense. Toute agression chez un humain provoque un réflexe consistant à se ramasser sur soi-même, à se mettre en boule. Il en va de même pour le genou qui va contracter fortement deux muscles essentiels, les courts fléchisseurs que sont le court biceps et le poplité. Leur raccourcissement, leur contracture permanente peut parfois durer des années entraînant des séquelles avec enraidissement, flessum (flexion permanente) arthrose et douleur. Ce sont ces deux muscles qui permettent l'installation à demeure de ces fameux kystes poplités. Nous devons impérativement les libérer dès les premières séances de rééducation.

Un autre élément important du genou c'est le ligament ménisco-rotulien. Douloureux et raide (plus souvent l'interne), il peut, sans que le ménisque soit atteint, donner des douleurs sur le compartiment interne du genou. Le ligament se durcit, perd de son élasticité et deux douleurs apparaissent au niveau de son insertion sur la rotule (à l'extrémité inférieure et interne) et à son attache sur la corne antérieure du ménisque. Ces deux attaches sont à libérer impérativement pour redonner de l'élasticité à ce ligament en prévention d'éventuelles lésions méniscales lors d'accroupissements répétés.

Cette atteinte est souvent présente à un genou. L'attaque des pas et des foulées n'étant pas la même sur les deux membres du fait d'un déséquilibre du bassin, la rotule de l'un des deux genoux va se manifester la première et c'est souvent du côté de la fausse jambe courte quand, par adaptation, le membre, dans un désir de s'allonger ,se place en rotation externe. Le comportement interne de ce genou est plus sollicité et donc plus vite irrité.

GNATHOLOGIE

La gnathologie correspond à l'étude de la mâchoire. Gnathos en grec. J'y porte un intérêt particulier car l'équilibre occlusal est pour moi aussi important et stratégique que l'équilibre du bassin. Je travaille en effet avec des dentistes, et ensemble nous obtenons des résultats très probants sur certains patients qui ont besoin d'être rééquilibrés sur les deux plans.

Quand des patients souffrant de cervicalgie, par exemple, m'informent de ce qu'ils sont sujets au bruxisme (le bruxisme consiste à serrer les dents la nuit par réflexe physiologique), je les envoie vers à des dentistes travaillant le rééquilibrage occlusal.

En effet, le sujet dans son sommeil, cherche ses appuis et pour ce faire, déplace son maxillaire inférieur tout en serrant les dents, ce qui peut entraîner usure, déséquilibre et douleur.

HERNIE

La hernie est une saillie du disque entre deux vertèbres cervicales ou lombaires, et plus rarement dorsales. Elle siège en effet le plus souvent sur les zones les plus mobiles. Le stade primaire se nomme protrusion. Le stade suivant peut occasionner une migration provoquant une sciatique ou une cruralgie aux étapes lombaires, avec plus ou moins d'intensité et de gravité suivant que l'appui est partiel ou constant.

Une sciatique paralysante avec une névralgie permanente sans diminution d'intensité relève de l'urgence opératoire. La hernie L5-S1, entre la 5e lombaire et la 1re vertèbre sacrée est la plus rencontrée. Si le plateau sacré est incliné depuis des années (fin de l'adolescence par exemple) une migration de disque peut aisément s'expliquer si rien n'a été corrigé.

HALTÉROPHILE

Pourquoi parler de ce sportif en particulier ? Il est l'exemple type d'un sportif qui fait des efforts souvent intenses dans une position du corps, toujours dans le respect de la physiologie articulaire, avec par exemple les lombaires en lordose. Beaucoup de paroles et d'écrits ont mis en cause et à tort la fameuse cambrure comme responsable des douleurs du dos. À telle enseigne que la brasse est interdite ou déconseillée à de nombreux patients pour sa position cambrante ou lordosante. Si ce sportif respecte cette lordose dans l'effort, c'est bien entendu pour se protéger. Dans cette posture en effet, il verrouille à l'arrière les espaces intervertébraux empêchant lors de ses efforts un risque de migration postérieure d'un disque intervertébral.

HAUBANS

Cette image des haubans du navire m'aide pour faciliter la compréhension de mon approche sur l'équilibre. En effet, je les compare à nos muscles du dos qui descendent tout le long du mât vertébral jusqu'au pont qu'est notre bassin. Peu importe que le mât soit creusé vers l'arrière, l'important c'est que les haubans aient de chaque côté du mât une tension identique. Il faut donc pour cela qu'à l'image du pont du navire, image de l'horizontalité, notre bassin retrouve cette position d'équilibre, telle cette autre image du navire quand il vogue dans l'allure, vent arrière.

INTERDITS

Le déséquilibre avéré du bassin génère une flopée d'interdits prescrits légitimement par les médecins. Ne pas porter, ne pas se pencher en avant, ne pas nager la brasse, ne pas pratiquer de sports, ne pas prendre un enfant dans ses bras, etc. En effet le danger est toujours présent dans un corps instable. En revanche, je considère que le fait de retrouver cet équilibre perdu permet de lever ces fameux interdits.

JAMBE COURTE/JAMBE LONGUE

À la première consultation, je fais systématiquement un bilan du bassin et je double la prise de mesures, d'abord en position debout et ensuite en position assise. Cette double mesure m'a incité à remettre en question cette vérité sur l'existence d'une jambe plus courte que l'autre. Alors, haro sur la talonnette quand il n'y a pas eu de fracture ou de maladie (coxavara, polio). En effet, dans bon nombre de cas, j'ai constaté à travers ces deux mesures, que ce n'était pas le fait d'une jambe plus courte qui était la cause des souffrances mais bel et bien un déséquilibre du bassin.

KINÉSITHÉRAPIE

Cette technique permet d'associer des soins manuels de massage à des soins de physiothérapie (ionisation, ultrasons, ondes courtes etc.) pour des affections de type traumatologique (entorses, fractures...) et d'autres d'origine rhumatismale (maux de dos, tendinites, inflammations...).

Elle propose également une rééducation par le mouvement dont il existe deux modes : le mouvement passif, effectué par le kinésithérapeute, et le mouvement actif, une gymnastique rééducative effectuée par le patient sous la direction du thérapeute.

À mes yeux, la kinésithérapie se justifie pour tout ce qui est de la récupération post-traumatique et postopératoire, mais présente de réelles limites pour ce qui est d'ordre rhumatismal. À travers mes consultations, j'ai pu constater des milliers de fois que son approche ne traite que momentanément et partiellement les effets des troubles, et jamais leurs causes. Il ne faut donc plus s'étonner que les souffrances de certains deviennent récurrentes, et de plus en plus invalidantes.

L'HOMME DE VITRUVE

Ce dessin **de Léonard de Vinci** appartient à la Galerie de l'Académie de Venise depuis 1822. Réalisé en 1490 (croquis d'un homme à quatre bras et quatre jambes inscrits dans un cercle et un carré) il représente les proportions du corps humain selon les canons de l'architecte romain Vitruve du IIe siècle après J.-C., auteur d'un célèbre traité d'architecture, De Architectura (en français Au sujet de l'Architecture), écrit à la fin de sa vie (14 av. J.-C.), et qu'il dédia à l'empereur Auguste.

Les figures géométriques considérées comme parfaites sont le carré et le cercle, aussi la quadrature du cercle a été tentée de très nombreuses fois jusqu'au XIXe siècle, jusqu'à en conclure que cette opération mathématique est impossible. L'homme de Vitruve est le symbole de l'humanisme, l'homme y étant considéré comme le centre de l'univers. Léonard trouva la solution au problème, justement, dans le corps humain. Léonard écrit à propos de son dessin : « *L'architecte Vitruve écrit dans son œuvre d'architecture que les mesures de l'homme sont données par la nature de cette manière : le centre du corps humain est par nature le nombril, en effet, si un homme se couche sur le dos, pieds et mains élargis, et si on pointe un compas sur son nombril, il touchera tangentiellement, en décrivant un cercle, l'extrémité des doigts de ses mains et de ses pieds.* »

Léonard a ainsi réussi à construire, en insérant à l'intérieur de ce cercle, un carré, touchant les pieds et les mains de son homme de Vitruve.

Les proportions de l'homme ne concernent qu'un passage relativement court (781 mots latins) dans le chapitre 1 du livre III, essentiellement les paragraphes 2 et 3 dont nous citons les principales lignes concernées, extraites du texte établi et traduit par Pierre Gros (Paris, les belles lettres, 2003) :

§. 2 « La nature a en effet ordonné le corps humain selon les normes suivantes : le visage, depuis le menton jusqu'au sommet du front et à la racine des cheveux vaut le dixième de sa hauteur, de même que la main ouverte, depuis l'articulation du poignet jusqu'à l'extrémité du majeur : la tête, depuis le menton jusqu'au sommet du crâne, vaut un huitième ; du sommet de la poitrine mesuré à la base du cou jusqu'à la racine des cheveux on compte un sixième ; du milieu de la poitrine au sommet du crâne, un quart. Quant au visage, le tiers de sa hauteur se mesure de la base du menton à la base du nez ; le nez, de la base des narines jusqu'au milieu de la ligne des sourcils, en vaut autant ; de cette limite jusqu'à la racine des cheveux on définit le front qui constitue ainsi le troisième tiers. Le pied correspond à un sixième de la hauteur du corps, l'avant-bras à un quart, ainsi que la poitrine. Les autres membres ont également des proportions spécifiques, qui les rendent commensurables entre eux... » « La proportion est le rapport que tout l'œuvre a avec ses parties, et qu'elles ont séparément, comparativement au tout, suivant la mesure d'une certaine partie. Car, de même que dans le corps humain, il y a un rapport entre le coude, le pied, la paume de la main, le doigt et les autres parties, ainsi dans les ouvrages qui ont atteint leur perfection, un membre en particulier fait juger de la grandeur de tout l'œuvre »

§.3 « … Le centre du corps humain est en outre par nature le nombril ; de fait, si l'on couche un homme sur le dos, mains et jambes écartées, et qu'on pointe un compas sur son nombril, on touchera tangentiellement, en décrivant un cercle, l'extrémité des doigts de ses deux mains et de ses orteils. Mais ce n'est pas tout : de même que la figure de la circonférence se réalise dans le corps, de même on y découvrira le schéma du carré. Si en effet mesure est prise d'un homme depuis la plante des pieds jusqu'au sommet de la tête et qu'on reporte cette mesure sur la ligne définie par ses mains tendues, la largeur se trouvera être égale à la hauteur, comme sur les aires carrées à l'équerre. »

LUXATION CONGÉNITALE

C'est une des premières atteintes orthopédiques dans la vie d'un jeune patient, avec le pied-bot et le torticolis congénital. C'est une atteinte de la hanche qui n'est pas recouverte correctement par le bassin. Elle se traite par les fémurs que l'on place écartés en rotation externe et abduction, dans une ceinture de contension. Elle peut se traiter manuellement, comme jadis le faisaient certaines sages-femmes bretonnes. En effet cette affection est fréquente en Bretagne mais aussi dans l'hexagone, elle peut être présente en Auvergne et en Lorraine.

D'autres pays comme le Portugal (région de Beira Alta) mais aussi l'Italie, la Serbie et la région de Kabylie en Algérie sont concernés. La luxation existe dans de vieux massifs montagneux anciens, leur fort tellurisme étant parfois avancé comme une des causes éventuelles.

La méthode que je propose permet de traiter de manière alternative et manuelle par le plancher pelvien.

LOMBAIRES

Les lombaires représentent le premier étage de l'édifice quand nous sommes en position assise. Elles sont donc concernées au premier chef quand le plateau sacré ou le plancher pelvien n'ont plus leur qualité essentielle qui est d'être dans l'horizontalité.

Si cette condition se vit depuis des années, nous pouvons aisément comprendre toutes les pathologies qui en découlent : lombalgie, sciatiques, lumbagos, etc. la 2e et la 3e lombaire ont un rôle plus stabilisateur que la 4e et la 5e. La 5e est plus à voir comme un roulement à bille.

MAL DE DOS

Le mal de dos est souvent vu comme un mal musculaire se manifestant par des contractures, des tensions douloureuses, souvent présentées comme des cordes à la palpation. La contracture n'est en fait que la conséquence d'un désordre qui naît à l'attache du muscle sur l'os. Je rappelle qu'un muscle part d'un os pour arriver à un autre os. Si la distance idéale est modifiée, raccourcie ou allongée, le muscle va l'indiquer par une douleur. La contracture est le fruit d'un effort parfois récent. L'attache, elle, par contre peut transporter des souffrances datant de plusieurs années.

Qu'est ce qui fait mal en réalité ? C'est en fait l'attache musculaire, et également l'endroit d'ancrage sur l'os, donc l'os lui-même.

MAL DU SIÈCLE

Chaque être humain a vécu des chocs dans l'enfance et, un jour, ce fameux déséquilibre. Ce dernier peut rapidement ou très tardivement provoquer des douleurs dans le corps. Comme je le démontre dans mes livres, puisqu'il n'y a pas de vérification palpatoire systématique voire de correction du bassin à la naissance, ni à 10 ans ou à 18 ans ni même à l'âge adulte, potentiellement toute la population peut être touchée par ce mal. Dans ce sens, on peut parler de mal du siècle car les pollutions généralisées, le stress et les somatisations concourent à augmenter le nombre de manifestations douloureuses du corps.

MPO – Massage Postural Ostéotendineux

Massage thérapeutique global consistant à restituer au corps la posture d'équilibre originelle. C'est un massage appuyé des doigts sur les points d'attache des muscles, des aponévroses et des ligaments sur l'os. Le cœur de cette approche est l'obtention de l'équilibre du bassin. Une fois que celui-ci, à travers le MPO, a retrouvé l'horizontalité, il peut à nouveau prétendre être la base du corps en position assise et le centre du corps en position debout.

Après obtention d'un maintien de l'équilibre de ce centre, le corps peut se reconstruire à la périphérie. En effet, ce massage va libérer des tensions accumulées parfois depuis des années. D'abord curatif, il devient une valeur ajoutée pour la prévention.

MENS SANA IN CORPORE SANO

Citation extraite de la dixième *Satire* de *Juvénal*. On la traduit ainsi: « un esprit sain dans un corps sain ». Cependant, ces cinq mots ont été détournés de leur sens premier. En effet, le poète voulait dire que l'homme, s'il est vraiment sage, ne doit demander que la santé de l'âme avec celle du corps. *Orandum est, ut sit mens sana in corpore sano* (« Il faut prier afin d'obtenir un esprit sain dans un corps sain ») est la citation complète.

MÉTHODE MEZIERES

Françoise Mézières propose des postures d'étirement global associées à de la respiration, qui permettent de rendre aux muscles leur longueur. Pour elle, en effet, les problèmes du corps, du dos et des articulations viennent d'excès de tensions, surtout présents dans la musculature postérieure du tronc et des membres.

Sa méthode m'a éclairé sur certains désordres des articulations et du dos qu'il ne fallait pas muscler à nouveau, mais allonger, c'est-à-dire étirer.

MICRO KINÉSITHÉRAPIE

Elle s'appuie sur les micro-mouvements existants dans tous nos tissus, et sur la mémoire qui y est inscrite. Quand ces mouvements sont inexistants, aussi bien dans les tissus nerveux, viscéraux et musculaires, il faut les restaurer par de simples et douces pressions tactiles. Cette formation m'a révélé le postulat de la mémoire tissulaire et l'interaction entre ces trois tissus à l'origine embryologique commune.

OCCLUSION

Nous déglutissons 1500 fois/jour en moyenne, mettant en contact les deux maxillaires, en provoquant une occlusion. Ce travail s'effectue au niveau des deux articulations temporo-mandibulaires ,en prenant appui sur le plateau dentaire.

Il est donc avec le bassin (plateau sacré) un des deux équilibres d'appui du corps. Le manque d'occlusion peut entraîner des tensions que le bruxisme aggrave dans les phases de sommeil. De surcroît le fait de serrer et frotter les dents sur de longs appuis abîme les dents.

Un bridge mal réglé, une extraction dentaire, un choc sur la mâchoire sont autant d'éléments qui peuvent occasionner un déséquilibre. De plus en plus de patients, comme ceux atteints de cervicalgies rebelles ou d'acouphènes, ont besoin de retrouver cet équilibre.

ORTHOPÉDIE

J'ai observé tout au long de ces dernières années, combien le MPO participait à optimiser la récupération et le maintien du corps après intervention et traitement orthopédiques.

ORTHOPÉDIE INFANTILE

Que ce soit dans les cas de luxation congénitale de hanche, de rhume de hanche, d'attitude scoliotique, de scoliose mais aussi de maladies d'HACKLUND, SEVERE ou HOSGOOD SCHLATTER, le MPO a fait ses preuves. Comme vous l'aurez compris à ce stade du livre, les souffrances de l'enfance sont aussi liées au bassin, alors que bien souvent la croissance seule est mise en cause.

OSTÉOPATHIE

C'est une approche manuelle de libération du corps dont l'unité de celui-ci est le principe. Elle intervient sur la globalité des structures articulaires, viscérales et sur les tissus musculaires et ligamentaires.

Il en existe plusieurs écoles. Certaines appliquent des techniques de type structurel qui induisent des actions manipulatives, parfois brusques, pour des normalisations (c'est-à-dire de simples repositionnements articulaires).

D'autres agiront de manière plus douce en utilisant le mouvement et la respiration, et certaines d'entre elles centreront leur action sur le mécanisme respiratoire primaire naissant dans le crâne (le MRP). Pour ces dernières écoles, la perturbation du MRP serait à l'origine des désordres observés. Le crâne, les vertèbres et les articulations périphériques (bassin compris) étant parties prenantes du dit mouvement.

Approuvant la nécessité d'une restauration du MRP, aussi bien chez l'enfant que chez l'adulte, les techniques crâniennes de l'ostéopathie constituent, de fait, l'un des éléments essentiels dont bénéficie mon travail.

En revanche, l'approche du bassin par des techniques manipulatrices trop rapides ou trop brusques ne peut laisser espérer la suppression des années de mauvais positionnement et de contraintes.

Aujourd'hui, nous constatons globalement que l'ensemble des personnes qui prennent rendez-vous dans nos cabinets a un dénominateur commun : l'instabilité du bassin. La déminéralisation, le stress, les pollutions électromagnétiques, la fragilisation des tissus sont autant d'éléments favorisant les douleurs dues à cette instabilité. Il importe donc de le stabiliser et de le consolider suffisamment dans le temps pour obtenir ensuite une action crânienne efficace.

RADIOS

Les radios sont un examen indispensable pour le pronostic à définir. Dans les cas où elles révèlent des fractures, des tumeurs, de l'infection ou de l'ostéoporose, cela reste du ressort de la médecine ou de la chirurgie.

Ces examens indiquent les pincements, l'usure ou l'arthrose des os et des articulations.

Les radios sont indispensables mais ne peuvent se substituer à l'examen de la palpation qui est un examen très complémentaire. En effet cette palpation va démasquer, par exemple, le décalage du bassin, alors qu'à la radio, une jambe serait vue plus courte.

RHUME DE HANCHES

Cette pathologie est la cause la plus fréquente des douleurs de hanche de l'enfant. L'étiologie n'est pas clairement déterminée.

L'âge habituel de survenue du rhume de hanches se situe entre 4 et 11 ans. Elle s'accompagne d'une souffrance liée à un épanchement articulaire ayant pour conséquence une impotence fonctionnelle. L'enfant ne peut plus ni marcher ni courir sans douleurs. L'évolution est marquée par une résolution complète des manifestations douloureuses, et de la boiterie en moins de deux mois.

STRESS

Le stress est un des déclencheurs du mal de dos et du corps. Bon nombre de mes patients viennent une fois par an, rien que pour libérer le stress accumulé dans l'année et entretenir leur équilibre. L'équilibre, aussi bien au bassin qu'à la mâchoire, est vecteur d'apaisement et de sérénité.

TALONNETTE

Le bilan médical qui affirme une problématique de jambe courte ou de jambe longue, et prescrit le port d'une talonnette, est justifié dans le cas de séquelles de maladie osseuse ou de fracture. En revanche, je m'insurge contre le port de la talonnette pour toutes les autres raisons évoquées. Quelles qu'elles soient, c'est une hérésie et cela l'est doublement quand je découvre de surcroît que certains patients portent parfois la talonnette du côté opposé à la bascule du bassin. Bascule qui, je vous le rappelle, est avérée dans le cas de port de talonnette puisque nous ne naissons pas avec une jambe plus courte ni plus longue. C'est le déséquilibre du bassin qui est à l'origine de cette illusion. En effet, une fois accompli le bilan et le traitement adéquat, et à partir du moment où le bassin a retrouvé l'équilibre, il n'y a plus ni jambe courte ni jambe longue.

TENDINITE

C'est une inflammation du tendon due aux frottements, tractions, tensions et vibrations répétés au niveau de l'attache des muscles sur l'os. Elle est due à la répétitivité des mouvements dans un corps tordu. Les fameux haubans ne connaissent pas de repos possible et de tensions idéales. Ils ne reçoivent pas non plus cette force qui émane d'un arbre de vie placé dans les racines. En effet, reprenons le schéma du corps organisé dans ses tissus périphériques musculaires et ligamentaires, grâce à une armature bien en place. Les gestes seront bien huilés, pratiqués dans un corps dans sa forme, qui pourra donc récupérer des efforts au repos. Quant aux vertèbres, elles seront dans la meilleure position dans l'espace grâce à une base enfin présente, et pourront donc laisser les racines nerveuses nourrir au mieux les muscles et donc les tendons. L'arbre de vie n'est efficace que s'il a de bonnes racines et peut les conserver.

VIBRATIONS

En permanence le corps vibre de l'intérieur ou subit des vibrations externes. Parler, chanter, prier, aimer génèrent des vibrations intérieures et font vibrer le corps en partie ou en tout. Nos cellules vibrent en résonnance et leurs noyaux émettent de la lumière. Nous sommes vibrations… De manière plus tangible, la marche, la course, le vélo, le train, la voiture, l'avion etc., sont autant d'actions dont notre corps subit en permanence les secousses minimes ou manifestes. Celles-ci peuvent devenir des parasites dès lors qu'il y a déséquilibre du bassin, et, tant que l'équilibre ne sera pas restauré, une dette s'accumulera.

VISCÉRAL

Nos viscères ont une musculature. Cette musculature, comme celle du dos, se contracte parfois douloureusement, et peut provoquer des tensions au niveau de la région du tronc. Est-elle à l'origine du mal de dos ? Dans ma pratique je pense qu'elle y contribue mais n'en est nullement la cause ce qui n'altère en rien, d'ailleurs, le côté très soulageant d'un travail sur ces viscères en souffrance.

ANNEXES

EXERCICES PHYSIQUES ET ÉTIREMENTS

Les exercices physiques sont indispensables au maintien de l'équilibre du corps et de l'esprit. Les pratiquer au quotidien représente une valeur ajoutée pour une meilleure dynamisation de l'organisme.

Je propose donc différents exercices à distinguer en deux groupes :

— les exercices du lever : étirements destinés à l'éveil du corps

— les exercices abdominaux : tonification de l'abdomen et étirement du dos

Les exercices du lever

Ce sont des mouvements simples qui s'effectuent au bord du lit. Au nombre de 7, ils favorisent l'entretien de l'équilibre du bassin et de sa souplesse. Quotidienne de préférence, leur exécution dans l'expiration (ni en apnée, ni dans l'inspiration) n'excédera pas 5 mn.

À notre réveil, nous passons d'un état passif de sommeil et de repos à un état actif. L'éveil de la région lombaire et du bassin nous permettra d'accéder aux étapes de la salle de bains et de la cuisine. En effet, qui ne s'est jamais bloqué ou fait mal un jour en ramassant son savon ou en sortant une casserole d'un placard ?

Voici donc ces 7 mouvements ! Quels que soient celui ou ceux que vous choisirez d'exécuter, je vous recommanderai toujours en préambule d'effectuer des exercices respiratoires car, pour commencer sa journée et avoir les idées claires, il est bon de s'oxygéner le cerveau. Cette respiration consiste en 3 apnées inspiratoires successives, maintenues le plus longtemps possible. Vous êtes sur le dos, les bras le long du corps, les jambes repliées ou en crochet, ou assis au bord du lit. Inspirez à fond en gonflant le ventre au maximum, bloquez la respiration, tenez l'apnée le plus longtemps possible, mais sans forcer, puis expirez.

Exercice n° 1 : objectif : étirer le plan postérieur du dos et spécifiquement la partie lombo-pelvienne souvent tendue au réveil.

Vous êtes assis au bord du lit. Placez les bras pendants entre vos cuisses. En expirant, penchez-vous en avant comme si vous souhaitiez regarder sous le lit, tête et dos enroulés en touchant le sol avec vos mains. Inspirez quand vos mains sont posées au sol, puis expirez à nouveau en vous relevant pour retrouver votre position initiale. Reproduisez cet exercice à trois reprises.

EXERCICE 1

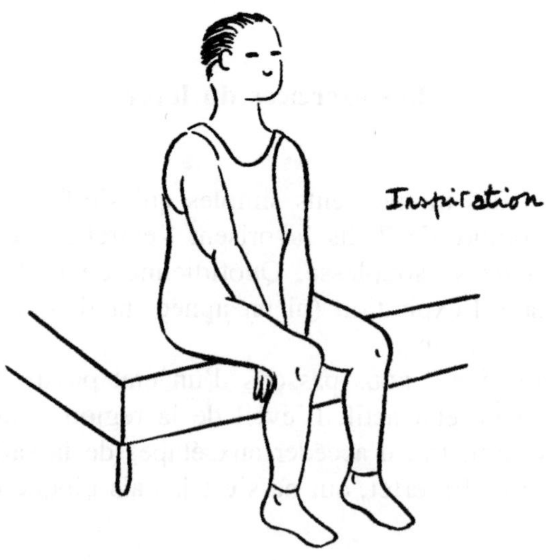

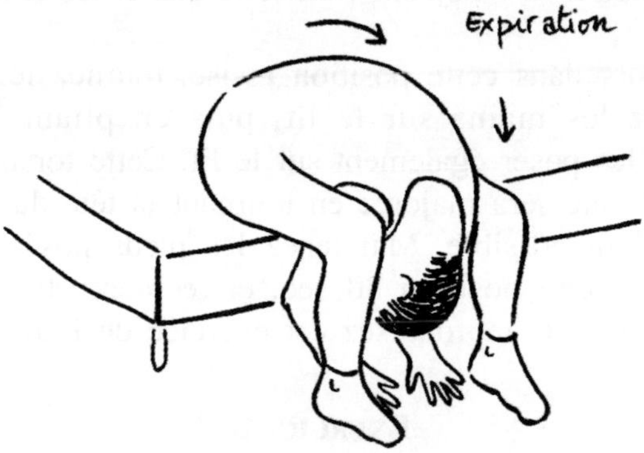

Exercice n° 2 : objectif : libérer la musculature postérieure du bassin et des hanches.

Toujours en position assise au bord du lit, tournez votre tronc. Posez sur le lit et en crochet sur sa partie externe la jambe du côté de la rotation. Les deux bras allongés de chaque côté du genou, inclinez le tronc vers ce genou en essayant de le toucher avec l'épaule opposée. Vous devriez sentir une mise en tension des muscles postérieurs du bassin et de la fesse. Ces muscles étant souvent rétractés et fibreux, votre souplesse progressera peu à peu. Restez 30 secondes dans cette position d'étirement en respirant plusieurs fois, puis exécutez l'exercice de l'autre côté.

EXERCICE 2

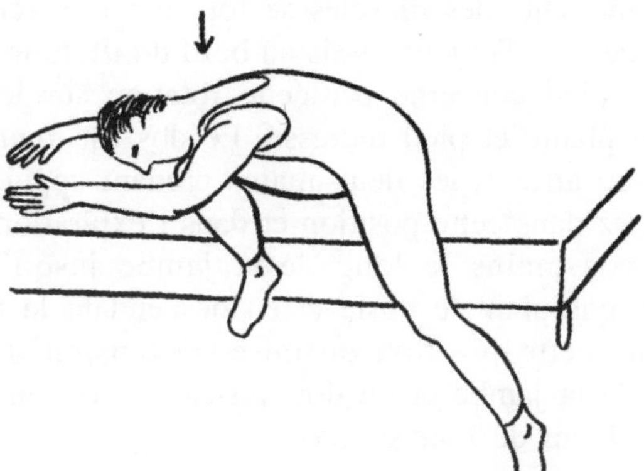

Exercice n° 3 : objectif : étirer le dos et les côtés du buste en rotation.

Toujours dans cette position assise, tournez le tronc d'un côté, posez les mains sur le lit, puis en pliant les coudes parvenez à les poser également sur le lit. Cette torsion du tronc et de la colonne sera majorée en tournant la tête du même côté et le plus loin possible. Maintenez les pieds posés sur le sol. Restez dans cette position 30 sec. et respirez plusieurs fois à votre rythme. Puis reproduisez cet exercice de l'autre côté.

EXERCICE 3

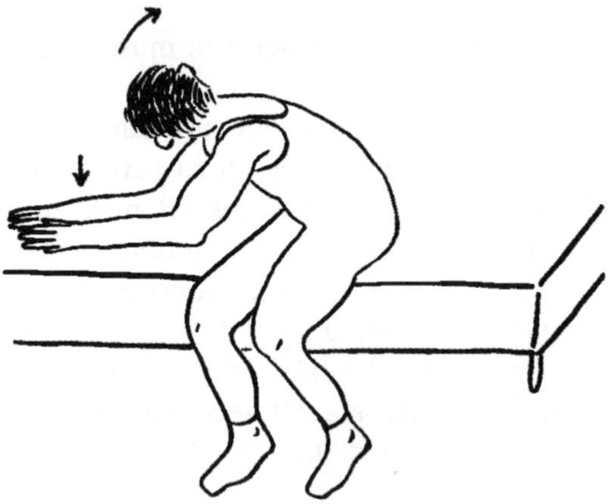

Exercice n° 4 : objectif : étirer la musculature postérieure de la cuisse et de la jambe.

Ces étirements des muscles se font par l'exercice dit « du passeur de haies ». Toujours assis au bord du lit, tournez le buste et mettez le pied concerné par cette rotation sur le lit, genou fléchi, talon planté et pied redressé. Le dos est maintenu droit, les épaules en arrière, les deux mains prenant appui derrière le tronc. Inspirez dans cette position et dans l'expiration qui suivra conduisez vos mains le long de la jambe jusqu'au pied si possible, en enroulant le buste et en descendant la tête vers le genou. Dans cette position de mise en tension des muscles postérieurs de la jambe et du dos, restez 30 sec. en respirant à son rythme. Idem de l'autre côté.

EXERCICE 4

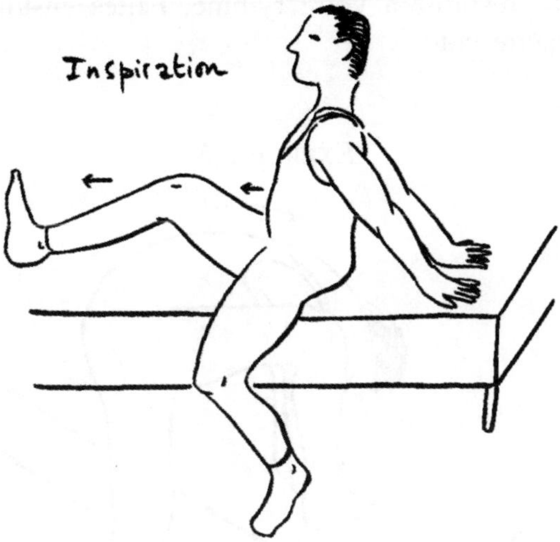

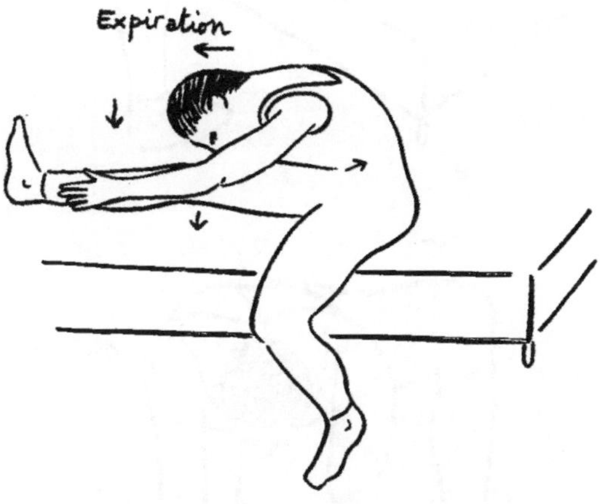

Exercice n° 5 : objectif : en dissociant les deux hanches, étirer le compartiment interne (les adducteurs) de l'une pendant que l'autre sera étirée dans sa partie postérieure tout en étirant le dos.

Levez-vous et mettez-vous face au lit. Posez un pied sur le lit et, en soufflant, descendez le tronc, posez les mains sur le lit et descendez le plus bas possible en pliant les coudes, la tête vers le lit. Restez 30 sec. dans la position maximale d'étirements, respirez à votre rythme. Faites ensuite la même chose de l'autre côté.

EXERCICE 5

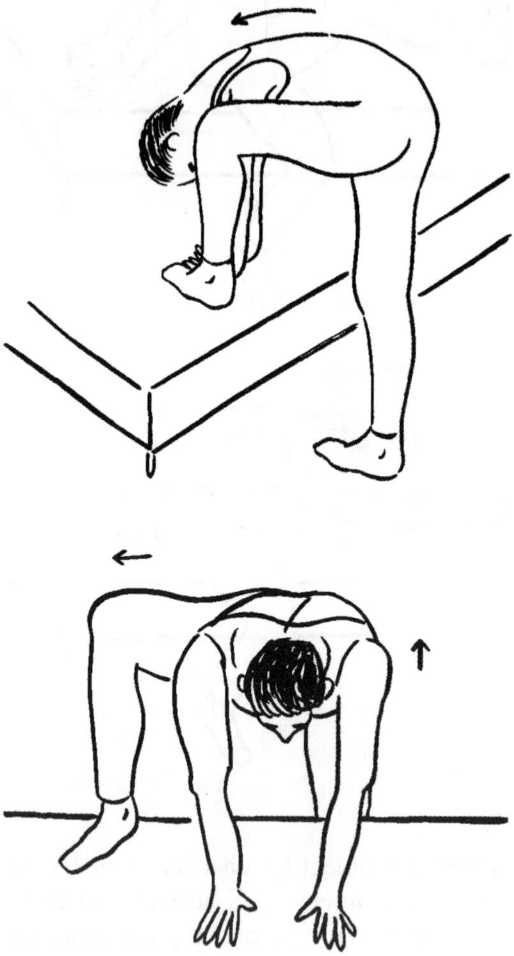

Exercice n° 6 : objectif : permettre d'étirer tout le plan musculaire postérieur de la tête aux pieds.

Face au lit, vos deux pieds au sol, les genoux légèrement fléchis, inspirez, puis tout en expirant, baissez-vous en enroulant le dos vers l'avant pour poser vos mains sur le lit, puis descendez dans cette position d'enroulement jusqu'à poser votre tête sur le lit. Restez 30 sec. en essayant de lever les fesses en tendant les genoux.

Attention : les exercices 5 et 6 sont à proscrire pour les personnes souffrant de problèmes orthostatiques.

Exercice 6

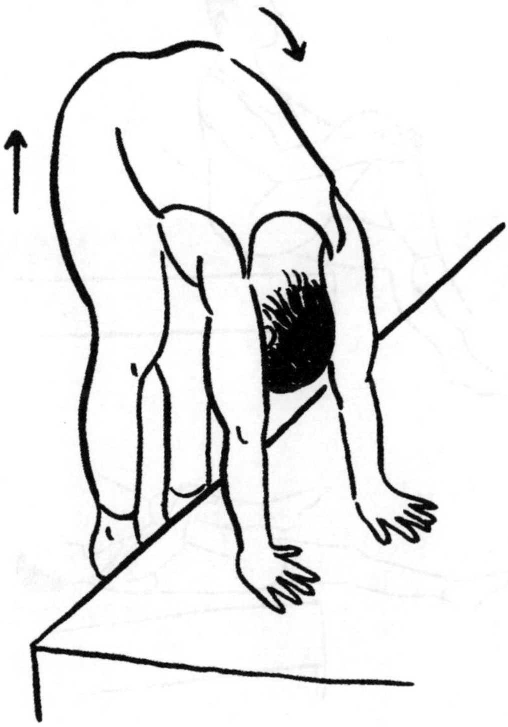

Exercice n° 7 : objectif : conserver une bonne extension de hanche.

Asseyez-vous au bout du lit et prenez un genou entre les mains, vous l'amenez au maximum au contact du corps. En expirant, vous basculez sur le dos tout en conservant le genou en flexion et au contact du corps. La hanche opposée à ce genou sera maintenue en extension pied dans le vide. Maintenir cette posture 1 mn en faisant plusieurs respirations. Exécutez le même effort avec l'autre genou.

EXERCICE 7

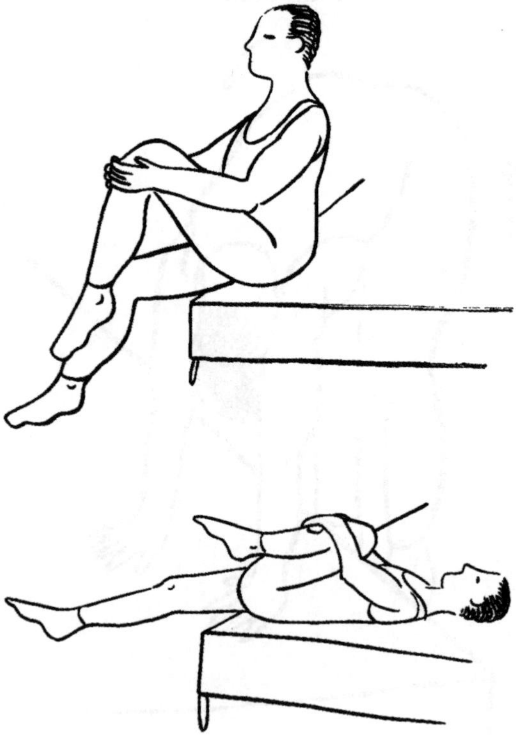

Petit rappel anatomique : les muscles abdominaux sont situés entre le thorax et le bassin. Ils sont composés des muscles droits (descendant verticalement du sternum au pubis), des muscles obliques (des côtes au bassin, tout en traversant l'abdomen en diagonale) et du muscle transverse de l'abdomen qui, comme son nom l'indique, ceinture l'abdomen transversalement (en fait, surtout sollicité dans l'expiration forcée). Les abdominaux sont des muscles expirateurs. Ils nous aident à passer de la position allongée à la position assise et à nous lever en entraînant le buste vers l'avant. Ils nous permettent également de démarrer ou d'accélérer une allure. Ils sont trop souvent travaillés en force dans des séries d'exercices souvent excessives. Un travail abdominal trop important peut être à l'origine d'une pathologie comme la pubalgie. Enfin, avoir « des tablettes de chocolat » n'a de valeur qu'esthétique, figurant un abdomen certes dur et figé, mais inefficace contre le stress et inutile pour faciliter la digestion.

Je propose plutôt un travail stato-dynamique simple, facile à exécuter et surtout non traumatisant pour le dos. Les abdominaux appartiennent à la chaîne antérieure du tronc (du menton au pubis), bien plus faible que la chaîne postérieure du dos et seront sollicités sur un plan global.

Exercice n° 8 : objectif : musculation des muscles droits.

Allongez-vous sur le dos (sur un lit s'il est ferme, sinon sur un tapis ou une moquette). Les jambes repliées sur le ventre, menton rentré, les yeux regardent vers les genoux et les pieds obligeant à corriger la nuque ; les bras sont le long du corps. Inspirez amplement en gonflant le ventre, puis en expirant sur 10 sec., décollez le front (toujours avec le menton rentré) et le bassin de 1 cm seulement. Renouvelez trois fois l'exercice. Le but est de contracter cette chaîne musculaire en décollant légèrement ses extrémités en dynamique, puis de maintenir l'exercice en statique. Les exercices peuvent se faire également les bras allongés de chaque côté de la tête. Dans le temps d'expiration, il est aussi possible de faire des ciseaux lents,

EXERCICE 8

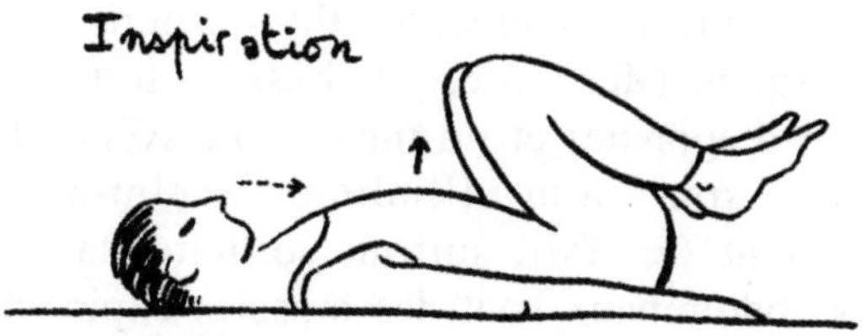

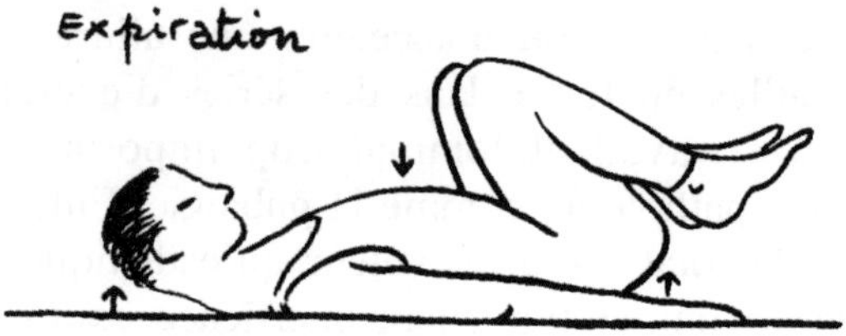

jambes à la verticale légèrement fléchies. Une jambe ira en direction de la tête pendant que l'autre ira vers le sol. Il est également possible de pratiquer du pédalage dans cette position toujours lentement.

Si la nuque est trop raide et trop cambrée, démarrez l'exercice en mettant un livre sous la tête pour diriger le regard vers les genoux et les pieds.

Exercice n° 9 : objectif : musculation des muscles obliques.

Toujours allongé sur le dos, inspirez en tendant une jambe à la verticale, genou légèrement fléchi. Dans une expiration de 10 sec., décollez la tête ainsi que l'épaule et la main opposées à cette jambe tendue. Tout en tournant la tête du côté de cette jambe, maintenez dans l'expiration la main au contact de la jambe, l'épaule décollée au maximum de 5 cm. Maintenez l'exercice en statique jusqu'à la fin de l'expiration. Puis changez de côté et reproduisez l'exercice encore deux fois.

EXERCICE 9

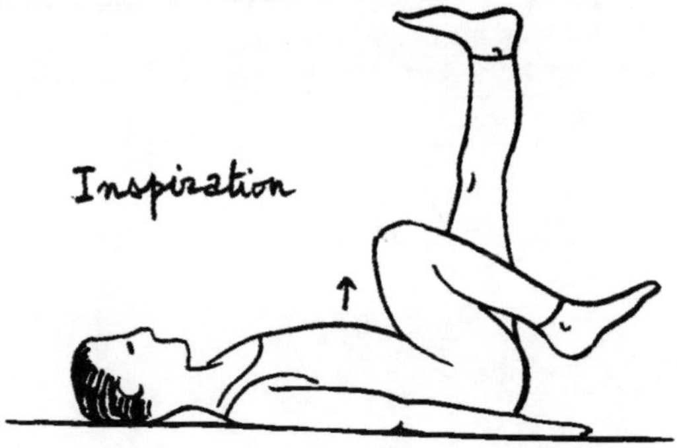

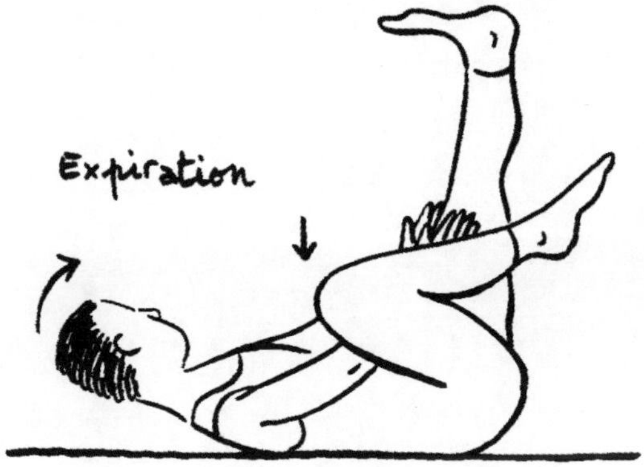

BIBLIOGRAPHIE

Antoine de Saint-Exupéry : *Le Petit Prince.* Gallimard
Bernie Siegel : *L'amour, la médecine et les miracles*
Claire Laurent-Berthoud : *Tisanes : guide pratique pour toute la famille.* Jouvence Santé
Dr Taylor : *Voyage au-delà de mon cerveau.* JC Lattès
David Servan-Schreiber : *Guérir.* Robert Laffont
David Servan-Schreiber : *On peut se dire au revoir plusieurs fois.* Robert Laffont
Simone Brousse : *Médecine le grand tournant.* Éditions du Dauphin
Annick de Souzenelle : *Le symbolisme du corps humain.* Albin Michel
Lionelle Issartel : *L'ostéopathie exactement.* Robert Laffont
C. Cabrol. *Anatomie 1.* Flammarion
Ph. E. Souchard : *Le diaphragme.* Édition médicale Le Pousoé
Léopold Busquet : *Les chaînes musculaires.* Éditions Frison-Roche
Pierre Paillardy : *Et si ça venait du ventre ?* Robert Laffont
Jocelyne Aubry, Ho-Han Chang : *La guérison au bout des doigts.* Presses du Châtelet
Debbie Shapiro : *L'intelligence du corps.* Dangles
Marie Lise Labonté : *Le déclic.* Les éditions de l'homme
Lise Bourbeau : *Écoute ton corps.* Poche
Michel Odoul : *Dis-moi où tu as mal, je te dirai pourquoi.* Albin Michel

Michel Odoul : *Un corps pour se soigner, une âme pour se guérir.* Albin Michel
Anne Ancelin Schützenberger : *Aïe, mes aïeux !* La méridienne
P. Van Eersel et C. Maillard : *J'ai mal à mes ancêtres.* Albin Michel
Guy Corneau : *N'y a-t-il pas d'amour heureux ?* Robert Laffont
Dr Pourtalet : *Le corps a ses raisons que la médecine ignore.* Éditions du Dauphin
Jacques Salomé : *Une vie à se dire.* Les éditions de l'Homme
Jacques Salomé : *Le courage d'être soi.* Poche
C. G. Jung : *Psychologie de l'inconscient.* Le Livre de Poche
C. G. Jung : *L'âme et la vie.* Le Livre de Poche
C. G. Jung : *La synchronicité, principe de relations causales.* Albin Michel
Nicolas Hulot : *Le syndrome du* Titanic. Calmann-lévy
Martin Rees : *Notre dernier siècle ?* JC Lattès
Dr Chast et Y. Paccalet : *Soigner l'Homme, soigner la terre.* JC Lattès
Wighard strehlow : *Hildegarde de Bingen.* Dangles
Jean-Marie Pelt : *Dieu de l'Univers, science et foi.* Fayard
Jean-Marie Pelt : *De l'Univers à l'être.* Fayard
Marilyn Ferguson : *Les enfants du Verseau.* Calmann-Lévy
Anne Dambricourt : *La légende maudite du XXe siècle.* La nuée Bleue
Sénèque : *« Apprendre à vivre », lettres à Lucilius, 62 après J.-C.* Editions Arléa
Alan Ereira : *Le cœur du monde.* Albin Michel
Eric Julien : *Le chemin des 9 mondes.* Albin Michel
Dr Seignalet : *L'alimentation ou la 3e médecine.* François-Xavier de Guibert
La méthode Kousmine. Éditions Jouvence
Robert Masson : *Mythes et mensonges.* Albin Michel
Dr Cohen, Dr Serog : *Savoir manger.* Flammarion
M. Emoto : *Messages from Water.* I.H.M. General Research Institute. HADO Kyoikusha Co., Ltd.
Jacques Collin : *L'eau le miracle oublié.* Guy Trédaniel
Jacques Collin : *L'insoutenable vérité de l'eau.* Guy Trédaniel
Christopher Vasey : *L'équilibre acido-basique.* Éditions Jouvence
Christopher Vasey : *L'eau source vitale.* Éditions Jouvence
Christopher Vasey : *Manuel de Détoxication.* Éditions Jouvence

Alain Renaux. *Le savoir en herbes. Autrefois, la plante et l'enfant.* Les Presses du Languedoc, 1998.
Robert Masson : *Plus jamais d'enfants malades…* Albin Michel
Médecine du sport : Éditions Boiron
Elisabeth Sombart: la Musique au coeur de l'émerveillement, JC Lattès http//www.resonnance.org
Georges Lahy : la voix du corps. Editions Lahy.

REMERCIEMENTS

Je remercie mon épouse Lorraine qui a su transcrire à travers l'écriture de ce livre ce que je vis depuis plus de 30 ans. Je la remercie de son fidèle accompagnement.

Merci à nos enfants, Adèle, Eugénie, Margaux, Victoire, Colomban et Aimée pour leur amour et leur patience indéfectible.

Je souhaite remercier également mes confrères qui m'ont encouragé et avec lesquels je peux échanger et partager ce travail.

Merci de tout cœur à mes patients qui m'ont poussé à aller plus loin dans cette quête de l'équilibre, du bien-être et de l'harmonie.

Merci à Anne Ancelin-Schützenberger et à Elizabeth Sombart pour ces heures heureuses de partage et pour tout ce qu'elles m'apportent. Merci à celles et ceux dont les exemples de vie enrichissent ce livre.

Merci de toute mon âme à tous ces êtres chers qui du Ciel m'accompagnent et me guident.

Dépôt légal : février 2014 N° imprimeur : 021447311

Imprimé en France par Présence Graphique - Monts.